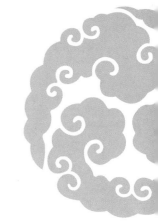

甘肃省名老中医文库

李妍怡医话医案集

LI YANYI YIHUA YIAN JI

【李妍怡 主审 巩 婷 主编】

U0207411

甘肃科学技术出版社

图书在版编目（CIP）数据

李妍怡医话医案集 / 巩婷主编. -- 兰州 : 甘肃科学技术出版社，2016.7（2021.8重印）
（甘肃省名老中医文库）
ISBN 978-7-5424-2337-5

Ⅰ.①李… Ⅱ.①巩… Ⅲ.①医话－汇编－中国－现代②医案－汇编－中国－现代Ⅳ.①R249.7

中国版本图书馆CIP数据核字(2016)第187506号

李妍怡医话医案集

巩婷　主编

责任编辑　陈学祥
封面设计　陈妮娜

出　　版　甘肃科学技术出版社
社　　址　兰州市读者大道568号　　730030
网　　址　www.gskejipress.com
电　　话　0931-8125103(编辑部)　0931-8773237(发行部)
京东官方旗舰店　https://mall.jd.com/index-655807.html

发　　行　甘肃科学技术出版社　　印　　刷　三河市华东印刷有限公司
开　　本　850毫米×1168毫米 1/32　印　张　6.375　插页　1　字数　200千
版　　次　2016年11月第1版
印　　次　2021年8月第2次印刷
印　　数　1001~1750
书　　号　ISBN 978-7-5424-2337-5　定　价　48.00元

编　委　会

主　　审：李妍怡

主　　编：巩　婷

副 主 编：杨瑞龙　东　红

编　　委：巩　婷　杨瑞龙

　　　　　东　红　冯芸梅

李妍怡主任医师简介

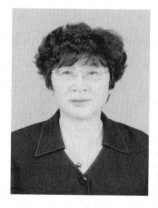

李妍怡，女，1950年3月出生，山东泰安人，本科学历，学士学位，主任医师，教授。1978年9月考入甘肃省中医学院，1983年7月本科毕业后分配至甘肃省中医院工作至今。李妍怡主任曾先后担任甘肃省中医院心脑科副主任、心脑科主任、心脑血液病科主任，现为甘肃省中医院脑病科主任、甘肃省中医院首席专家、国家及甘肃省名中医，省级师承教育指导老师，甘肃中医学院中西医结合博士及硕士研究生导师，卫生部有突出贡献的中青年专家，全国中西医结合优秀中青年科技工作者、甘肃省女科技工作者、全国"三八"红旗手、国家中医药管理局"十一五"重点专科建设单位学科带头人，甘肃省临床医学重点学科带头人，甘肃省脑病临床中心负责人，全国名老中医并组建名医工作室。甘肃省中西医结合学会神经内科专业委员会主任委员，世界中医药学会联合会心血管病专业委员会理事，中华中医药学会科学技术评审专家，甘肃省中西医结合学会副会长、常务理事，甘肃省中西医结合学会神经内科专业委员会主任委员、络病和心脑血管病专业委员会副主任委员、甘肃省中医药学会心脑血管病专业委员会主任委员、活血化瘀专业委员会委员、心血管专业委员会常务理事。甘肃省医学会医疗事故技术鉴定专家库成员，兰州医学会医疗事故技术鉴定专家库成员。

李妍怡主任作为国家中医药管理局"十一五"重点专科建设单位学科带头人，甘肃省临床医学重点学科带头人，开展了："佛手"系列自制药品和方剂为主治疗神经系统疾病及心脑血管疾病、传统中医非药物疗法治疗神经系统疾病所致神经功能障碍、中药外用治疗神经功能障碍所致疼痛麻木等症状的中医特色诊疗项目。尤其在脑血管疾病诊疗方面，在甘肃省率先建立了卒中单元，使脑血管疾病的治疗与国际接轨，中医康复与现代康复相结合、开展早期康复，重视健康教育及1级、2级预防。对脑出血的治疗开展了微创锥颅血肿清除术和脑脊液置换术等技术。缺血性脑血管病诊疗引进了神经介入新技术（全脑血管造影术、脑血管狭窄支架植入术、动脉瘤栓塞术等）。对脑血管病的处理更加规范，中医特色鲜明，集抢救、治疗、康复、预防和健康教育为一体，降低了脑血管病的死亡率、致残率和复发率。同时，重视坚持科学研究和人才培养、提升学科建设水平。经过多年发展，建立了一个面积150m²、仪器设备总值150万元的省级2级实验室，为临床诊疗和科研提供了可靠的保证和平台。以发展和完善"佛手"系列方剂为研究方向，以中风膏和补脑膏治疗重点疾病的临床和实验研究为重点，加强科学研究。近30年来，科研立项共30项，获成果18项，其中13项分别获得甘肃省科技奖、卫生厅及国家中华中医药学会科技进步奖等若干奖项。作为第二发明人发明专利1项——补脑膏（主要用于治疗脑损害，脑血管病、脑外伤、脑瘫、运动神经元疾病等）。

　　李主任天资聪慧，勤求古训，博学强记，在校期间熟读《黄帝内经》、《伤寒论》、《金匮要略》及《温病条辨》中医四大经典，为以后的临床诊疗打下了坚实的理论基础。李妍怡主任工作后先后跟师学习于多位名老中医，多年来从师于夏永潮主任医师，夏老临证擅长于内科心脑血管疾病，尤长于对中风、脑损害、脑外伤、冠心病等疑难杂症的诊断与治疗、效果显著，临证中其基于甘肃道地药材岷当归，创立了补脑膏、中风膏之"中医佛手治疗体系"方剂，李妍怡主任继承和发扬了夏永潮主任的专业特长和临床经验，再次创立佛手定眩合剂、佛手祛风颗粒、佛手瓜蒌胶囊及佛手定痛汤等方剂，极大扩展丰富了"中医佛手治疗体系"方剂。后从师于我国著名中西医结合专家裴正学教授，跟其学习肿瘤、血液病及肝病等诸多疑难杂病的临床诊疗经验，拓展了诊疗范围。通过跟师学习并结合自己多年临床体会，李妍怡主任通过积极实践，逐步完善和形成了自己的学术思想和治疗体系。

在临床诊疗过程中强调疾病在一定时期、发展到一定阶段，必将影响气血的运行导致气血失调，出现不同程度的瘀血。瘀血，既是病理产物，又是一种致病因素，因"久病入络为血瘀"，故血瘀证成为临床常见中医证候，可见于多种疾病过程中，常贯穿于疾病始终。中风病因病机以外风和内风立论，临床中以内风发病者居多，而内风致病论除"热极生风"、"阳亢风动"、"血虚生风"外，李妍怡主任认为瘀血亦可导致风动，从而出现动摇、眩晕、抽搐、震颤等主证。瘀血生风的根本病机在于瘀血阻塞经络，筋脉失养，挛急刚劲，故而出现临床风动诸症。因此，李主任基于"治风先治血，血行风自灭"理论，强调将活血化瘀法作为治疗中风病、眩晕病的基本大法，应贯穿于疾病的整个治疗过程中，院内自制中风膏、定眩合剂的灵活应用已在临床中收到显著成效。其中中风膏是以古方"佛手散"（当归、川芎）为基础，配伍羌活、赤芍、黄芪、水蛭等药物。方中重用血中之气药、甘肃地道药材岷当归，取其味甘而重，专能补血，气轻而辛，又能行血，补中有动，行中有补，主血分之病。并在"气能生血、气能载血"的中医理论指导下，配伍黄芪益气生血，气旺载瘀血而行，并合川芎、赤芍、水蛭等活血化瘀之品共奏养血和血，化瘀通络之功，使得脑中瘀血得散，新血乃生。李主任认为缺血性脑卒中及出血性脑卒中的恢复期及后遗症期的中医治疗以活血化瘀药物为主无可厚非，而出血性脑卒中急性期亦可使用活血化瘀药物，使得"瘀血清除，新血乃生"。临床疗效表明，无论缺血性脑卒中还是出血性脑卒中急性期，中风膏均可明显降低全血黏度和改善微循环作用，减轻患者神经功能缺损、改善预后，并具有良好的远期疗效。李妍怡主任带领的科研团队所做动物实验亦证实中风膏具有明显降低全血黏度和血浆黏度比值、缩短红细胞电泳时间及抑制血栓形成等作用,可增强血液在血管中的流动性；此外，能改善微循环和解除微循环障碍,有利于细胞的营养和氧的供应，改善神经功能缺损。定眩合剂常用于椎基底动脉供血不足引起的眩晕，方中当归、川芎活血补益、祛瘀通络；半夏、白术补气健脾、燥湿化痰；天麻、钩藤平肝熄风、止痉通络；茯苓、陈皮理气健脾、祛痰安神；甘草调和诸药。本方标本兼顾，共奏平肝熄风、祛痰通络、益气活血之功。现代研究其可有效降低全血黏度，起到化瘀作用。同时，可调整提高中枢抑制性氨基酸含量和降低兴奋性氨基酸含量，显著改善脑内神经递质水平的异常状况，使脑神经元兴奋性恢复正常，从而减轻兴奋性毒性损伤。

杏林春暖气如兰　德艺双馨志高远

李妍怡主任医师自幼天资聪慧，敏而好学，博学强记。于1978年恢复高考之际以优异成绩考入甘肃中医学院中医医疗系。初入杏林，她满怀新奇，在指导教师引导下，饱读经书，勤于临证，未敢懈怠。在校期间她熟读《黄帝内经》、《伤寒杂病论》等中医经典，为日后的中医临证打下了坚实的理论基础。1983年作为甘肃中医学院首届本科毕业生以优异成绩毕业，获得医学学士学位，同年分配至甘肃省中医院工作至今。

李妍怡主任医师师从于著名中西医结合内科学专家夏永潮主任医师，李师天资聪颖，勤学好问，悟性极高，得其妙传，继夏老之后成了一代名医，故撰文以记之、传之、颂之。

一、医者仁心、大爱无疆

李妍怡主任医师为人正直，待人谦和，医风淳朴，医德高尚。遵循"大医精诚"之古训，严格要求自己"精"于高超的医术，"诚"于高尚的品德。

临证三十余年，始终以患者为中心，急病人之所急，想病人之所想，全心全意为病人解除病痛。李师常教导我们："对危重的病人，不能轻易放弃，哪怕只有百分

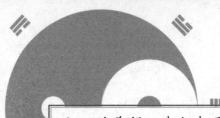

之一的希望，我们都要坚持，因为生命只有一次，没有回头路。"从医数十载，李师对患者一视同仁，不分贫富贵贱，认真聆听，耐心解答，不曾厌倦。神经内科疾病往往较为复杂，就诊患者以年老者多见，言语不清、行动不便者繁多。每每临证，李师必定认真耐心听取每一位患者之诉，脉诊查体均未曾误。神经科疾病查体复杂且缓慢，李师从未厌倦及有任何怨言。对于外地以及偏远地区的患者，李师除了悉心为患者诊疗疾病外，常常主动为患者联系检查科室以便优先检查，节约患者时间，便于外地就诊患者及时返回。对于贫困无法支付就诊费或医药费携带不足者，李师也常常慷慨解囊、予以资助。

李师从医早期，为了更有利于工作，不得不将其幼儿交于父母代养，自己全身心地投入于医疗事业。行医早期，李师住家较远，每日披星戴月，为了这份热爱的事业，十年如一日骑自行车上下班，风雨无阻。目前，李师每周门诊三次，每次门诊患者五十余人，每日五十余遍的询问病史、五十余遍的重复查体、五十余遍的辨证论治、五十余遍的理法方药，李师仍一丝不苟、兢兢业业，毫无懈怠；每周李师大查房一次，对待患者的诸多提问，从病因病理、治法方药及健康宣教，逐一解答，充分表达出对待患者的爱心、关心及耐心。

医学家孙思邈曰："凡大医治病，必当安神定志，无欲无求，先发大慈恻隐之心。誓愿普求含灵之苦。"李师正是将这种"大医精诚"的精神融贯到了三十余载的从医生涯中。

二、医者仁术、妙手回春

行医数十余载，李师积累了丰富的临床经验，精通临床诸科。尤擅长于治疗脑血管疾病、脑外伤、痴呆、眩晕、面瘫、脑瘫、神经系统变性等疾病。在临床诊疗过程中强调疾病在一定时期、发展到一定阶段，必将影响气血的运行导致气血失调，出现不同程度的瘀血。瘀血，既是病理产物，又是一种致病因素，因"久病入络为血瘀"，故血瘀证成为临床常见中医证候，见于多种疾病过程中，常贯穿于疾病始终。中风病因病机以外风和内风立论，临床中以内风发病者居多，而内风致病论除"热极生风"、"阳亢风动"、"血虚生风"外，李师认为瘀血亦可导致风动，从而出现动摇、眩晕、抽搐、震颤等主症。瘀血生风的根本病机在于瘀血阻塞经络，筋脉失养,挛急刚劲，故而出现临床风动诸症。因此，李师基于"治风先治血，血行风自灭"理论，强调将活血化瘀法作为治疗中风病、眩晕病的基本大法，亦应贯穿于疾病的整个治疗过程中，甘肃省中医院院内自制中风膏、补脑膏、定眩合剂的灵活应用已在临床中收到显著成效。同时对神经系统常见及疑难病的诊治颇有造诣。她遵先师之旨，善活血养血为法，常以佛手散入配方，疗效显著。诊治疾患，辨证辨病准确而用药精当，故而屡起沉疴。临证中善用古方加减治疗各类疾患，颇得患者满意。

三、传道授业、桃李吐芳

李妍怡主任医师于 2003 年被聘为甘肃中医学院中西医结合专业硕士研究生导师、2012 年被确定为省级师承

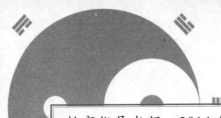

教育指导老师，2014年被聘为甘肃中医学院中西医结合专业博士研究生导师。在临证中，李师循循善诱、善于激发学生的医学兴趣爱好。不仅讲授基本的医学理论知识，而且乐于传授其经验心得，严谨教学，甘为人梯，为中医药事业的传承不懈努力着。目前，已培养毕业硕士研究生29人，在读硕士研究生8人，在读博士1人，师带徒出师3人，目前跟师3人。其中出师学生中张小荣已晋升为主任医师、曹骅及薛海霞已晋升为副主任医师。其中数名硕士研究生在李师指导下进一步读博深造。多年来，李师带教过、指导过的学生遍布甘肃省各地，并逐渐成为医疗、教学、科研的骨干力量，对中医事业的发展及振兴发挥着积极的作用。

四、潜心治学、医研并进

李妍怡主任作为国家中医药管理局"十一五"重点专科建设单位学科带头人，甘肃省临床医学重点学科带头人，带领团队开展了"佛手"系列自制药品和方剂为主治疗神经系统疾病及心脑血管疾病、传统中医非药物疗法治疗神经系统疾病所致神经功能障碍、中药外用治疗神经功能障碍所致疼痛麻木等症状的中医特色诊疗项目。尤其在脑血管疾病诊疗方面，在甘肃省率先建立了卒中单元，将脑卒中的急救、治疗、康复和预防一体化，并将中医康复与现代康复相结合。并且在前辈创立中风膏、补脑膏基础上，基于"佛手散"再次创立佛手定痛汤、定眩合剂、佛手养心汤、佛手祛风汤、佛手通痹汤等中医佛手系列方剂，临床验证对于头痛、眩晕、心悸、面瘫、麻木等症效如桴鼓。平日李师不仅注重临床实践，而且强调要善于使用现代技术进行科学研究，以促进中医药的现代化进程。李师带领的科研团队所做动物实验亦证实中风膏具有明显降低全血黏度和血浆黏度比值、缩短红细胞电泳时间及抑制血栓形成等作用,可增强血液在血管中的流动性；此外，能改善微循环和解除微循环障碍,有利于细胞的营养和氧的供应，改善神经功能缺损。定眩合剂常用于椎基底动脉供血不足引起的眩晕，实验研究证实其可有效降低全血黏度，起到化瘀作用。同时，可调整提高中枢抑制性氨基酸含量和降低兴奋性氨基酸含量，显著改善脑内神经递质水平的异常状况，使脑神经元兴奋性恢复正常，从而减轻兴奋性毒性损伤。

五、继承创新、硕果累累

李妍怡主任医师师承前贤，汇各家之长，博采众方，继承创新。基于前贤思想理论李师提出"瘀血生风"在脑病发病中的重要意义及活血化瘀法在脑病治疗中的灵活应用，并逐步在脑病诊疗中建立病、症、证结合与理、法、方、药相统一体系，同时继承及发扬佛手系列方剂。

李师杏林耕耘之际、笔耕不辍，先后著有《中西医结合神经病学》、《高血压的中西医结合治疗》、《中西医结合心血管病学》、《夏永潮医案医话集》等5部医学专著。在省级和国家级学术期刊上发表相关学术论文百余篇。主持及参与课题数十项，其中主研课题补脑膏治疗血管性痴呆的临床及实验研究分别获得中华中医药学会科学技术奖三等奖、甘肃省科学技术进步奖、甘肃省

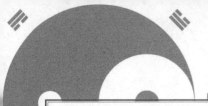

皇甫谧中医药科技奖。目前主持国家自然科学基金项目一项及省级科研课题五项。

李师工作以来先后担任甘肃省中医院心脑科副主任、心脑科主任、心脑血液病科主任，1999 年被评为甘肃省卫生厅中青年学术带头人，2003 年被聘为甘肃省中医学院硕士研究生导师。2004 年被评为卫生部有突出贡献的中青年专家；2007 年被评为国家中医药管理局"十一五"重点专科建设单位学科带头人；2008 年成为甘肃中医院首席专家；2010 年被评为甘肃省临床医学重点学科带头人；2011 年被评为甘肃省级师承教育指导老师；2012 年被评为甘肃省名中医；2013 年被聘为甘肃省中医学院博士研究生导师。2014 年被评为全国名老中医并组建名医经验传承工作室，同年带领团队组建甘肃省脑病临床诊疗中心。现任全国民族医药协会副会长，全国中西医结合学会神经科学会委员，中国中西医结合学会活血化瘀学会委员，甘肃省中西医结合学会常务理事、副秘书长，甘肃省中西医结合学会神经内科学会主任委员。

三十多个春秋过去了，青春立志，至此不悔。李妍怡主任医师不但为甘肃的中医事业，更为人民的健康幸福奉献了自己的青春和热血。时至今日，年近古稀，依然工作在临床一线，孜孜不倦，默默奉献，用实际行动诠释了"大医精诚"的内涵和一名医生的道德和操守。

序

　　李妍怡教授，于 20 世纪 80 年代初毕业于甘肃省中医学院本科，是该院建院后第一届毕业生。在该院毕业生中行政方面的佼佼者不乏其人，业务方面的佼佼者当推李妍怡同志。李妍怡教授现任甘肃省中医院脑病科主任、甘肃省中医院首席专家、甘肃省中医药大学硕士及博士生导师、甘肃省中西医结合学会副会长，由于她的突出贡献，年过花甲的她仍被多次延聘，继续在职，以超长的精神和活力战斗在自己的岗位上，这是一个专业女性最难能可贵的。

　　30 多年来，她在甘肃省中医院勤奋耕耘、锲而不舍、孜孜不倦，视患者如亲人，视科室为己家，终于成为该院屈指可数的好专家，李妍怡的声誉已遍及甘肃全省乃至于西北各地，她已不折不扣的成为甘肃省著名的中医和中西医结合专家。我与李妍怡的相识已有 30 多年之久，由于她的谦虚好学和对长者的衷心爱戴和尊敬，我们早就成为相知、相信的忘年交。我邀请她参加了由我主编的《中西医结合实用内科学》、《国医名师裴正学医学经验集》、"中西医结合医学临床丛书"等多部著作并担任编委。在所有编委中她的任务完成得最好，一字

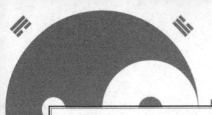

一句均能亲自斟酌，使其文稿达到上乘。在"中西医结合医学丛书"的编写中，她编著了高血压及心血管病分册，该书出版 20 余年来各界反应良好。由于李妍怡同志热爱临床，不断探索，她的临床造诣已经非常丰富，她的门诊病人日益增多，10 年前应聘甘肃省中医院首席专家后，于 2 年前国家中医药管理局又选聘为国家级名中医并在甘肃省中医院建立名中医李妍怡工作室。李妍怡同志的科研工作在同龄人中已取得领先地位，先后发表论文 40 余篇，完成科研课题 30 余项，科研成果 20 余项，得奖 13 项。由于她的临床疗效卓著，我在数年前就建议她把突出的病案整理、结集出版，但她谦虚地说，"过几年再说吧！"最近她在学生们的规劝下才开始整理了这本《李妍怡医话医案集》，我看了初稿，洋洋洒洒16 万余字，个案真实，文字简练，论证准确，是一本难得的临床医案选。尤其在脑梗死、脑溢血、脑萎缩等案例更是方具特色，药中病的，疗效确切。由于说理透彻，可使初学者顿开茅塞，使内行大获裨益。愿该书的出版为中医临床增光添彩。以此为序。

中华中医药学会终身理事
中国中医科学院博士导师
甘肃中西结合学会名誉会长

前　言

　　中医药学是一个伟大的宝库，是我国各族人民在几千年生产生活实践和与疾病作斗争的过程中逐步形成并不断丰富发展的一门实践性很强的医学科学，为中华民族的繁衍昌盛做出了卓越贡献，对世界文明发展产生了积极影响。中医药作为中华民族的瑰宝，文化价值及社会价值意义深远。传承是这种传统文化生存发展的主旋律。学术造诣精湛、实践经验丰富的中医药专家的学术继承是中医学发展的重要推动力，而名中医代表着中医学术及临床实践发展的最高水平，是将中医理论基础、前贤经验及临床实践相结合，解决临床实际问题的典范，其学术思想和临证经验是中医药学的宝贵财富。

　　李妍怡主任为甘肃省名中医，国家中医药管理局为其成立了全国名中医传承工作室。李妍怡主任具有扎实的中医理论基础，临床经验丰富，在长期的临床实践中，逐步形成了独特的学术思想和诊疗风格，在脑血管病及脑病疑难杂症方面造诣深厚。

　　李妍怡教授医德高尚，医术精湛，作为弟子有幸跟师学习，唯我辈之幸事。李妍怡主任从医三十余载，临床经验丰富，有幸将其临证经验整理、出版，以期同道

前言

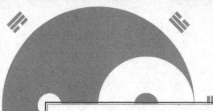

受惠，患者得益。有不妥之处请同道们批评指正。

　　本书共分为医话、医案两部分。第一部分为医话，包括李妍怡主任学术思想探讨分析及其发表的相关学术论文；第二部分为医案类，包括了疗效颇丰的病例36个，具有学习参考价值。全书共20万字，其中巩婷参与编写了12.2万字，杨瑞龙参与编写了2.3万字，东红参与编写了1.6万字，冯芸梅参与编写了3.9万字。

编　者
2016 年 3 月 26 日

目　录

医话部分

医案部分

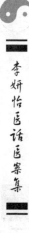

李妍怡医话医案集

目录

医话部分

"瘀血生风"理论的提出及活血化瘀法在脑病治疗中的灵活应用

中医学认为，经脉是气血循行的通路，正常情况下，血液在脉道内必须畅流无阻、永无止息而有节奏地流动着。因此，凡是血液运行不畅，或离经之血未能消散，瘀积于机体某个部位，均属瘀血。现代医学认为，各种致病因子所造成的全身或局部组织器官的缺血、缺氧、血循环障碍以及血液流变性和黏滞性异常而导致各组织器官水肿、炎症渗出、血栓形成、组织变性、结缔组织增生等一系列的病理变化，都可以概括在血瘀证的病理实质中。

最早关于血瘀的概念见于《说文解字》："瘀，积血也。"《内经》中类似瘀血名称的记载有"留血"、"恶血"、"寒独留而血凝泣，凝则脉不通"、"血菀于上，使人薄厥"等。《伤寒杂病论》中亦有较多关于"瘀血"之记载。明代王肯堂曰："瘀则生水。"从病机上阐述了先是"瘀于脑腑"，瘀阻饮停则进一步阻碍气机，气滞则血行不畅，留而为瘀，瘀血闭塞清窍，使病情进一步加重。形成瘀血以后，不仅导致新血不生，脑髓失血液之濡养而废用，更会发生一系列病机改变。第一，瘀血内阻，津液气血不得畅行而渗外，稀薄者为水，混浊者为痰，形成脑水肿等；其次，瘀血阻滞脉道，郁而生火、化痰，出现气机升降逆乱产生内风之证，如清代张津青说："殊不知风不自生，血不行然后生风也。"王清任认为："无论何处，皆有气血。气有气管，血有血管。气无形不能结块，结块者必有形之血也。血受寒则凝泣成块，

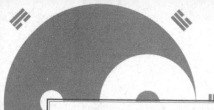

血受热则煎熬成块。"提出了血瘀在人体中存在的广泛性。

瘀血之成因颇多，如气虚致瘀，因气虚而不能推动血液正常运行，使血滞为瘀；气滞致瘀，因气行不畅而导致血行迟缓；寒凝致瘀，寒邪凝涩血脉，使血流缓慢成瘀；血热致瘀，邪热迫血离经致瘀，或热邪壅阻血络而夹瘀；外伤出血致瘀，血脉损伤，血溢出脉道，积于脉外而成瘀。久病成瘀，久病耗气伤阴，血行不畅而致瘀。并且，瘀血可发生于机体的任何部位，故其证候多而复杂，变端百出。其临床表现以疼痛、紫暗、肿块、出血和脉涩为主要特征。另外，因瘀血停积的部位不同，程度的差异，时间的长短，还可出现寒热、口渴、咳喘、胸胁撑胀、小腹硬满、肌肤甲错、发黄、心悸怔忡、健忘、失眠、癫狂、昏厥、瘫痪及疮疡等症。而细脉、弦脉、迟脉、沉脉、结脉、代脉亦属常见。但临床必需四诊合参，全面辨证。

李妍怡主任强调疾病在一定时期、发展到一定阶段，必将影响气血的运行导致气血失调，出现不同程度的瘀血。瘀血，既是病理产物，又是一种致病因素，因"久病入络为血瘀"，故血瘀证成为临床常见中医证候，可见于多种疾病过程中，常贯穿于疾病始终。中风病因病机以外风和内风立论，临床中以内风发病者居多，而内风致病论除"热极生风"、"阳亢风动"、"血虚生风"外，李妍怡主任认为瘀血亦可导致风动，从而出现动摇、眩晕、抽搐、震颤等主证。瘀血生风的根本病机在于瘀血阻塞经络，筋脉失养，挛急刚劲，故而出现临床风动诸症。因此，李主任基于"治风先治血，血行风自灭"理论，强调将活血化瘀法作为治疗中风病、眩晕病的基本大法，应贯穿于疾病的整个治疗过程中，院内自制中风膏、定眩合剂的灵活应用已在临床中收到显著成效。其中中风膏是以古方"佛手散"(当归、川芎)为基础，配伍羌活、赤芍、黄芪、水蛭等药物。方中重用血中之气药、甘肃道地药材岷当归，取其味甘而重，专能补血，气轻而辛，又能行血，补中有动，行中有补，主血分之病。并在"气能生血、气能载血"的中医理论指导下，配伍黄芪益气生血，气旺载瘀血而行，并合川芎、赤芍、水蛭等活血化瘀之品共奏养血和血，化瘀通络之功，使得脑中瘀血得散，新血乃生。李主任认为缺血性脑卒中及出血性脑卒中的恢复期及后遗症期的中医治疗以活血化瘀药物为主毋庸置疑，而出血性脑卒中急性期亦可使用活血化瘀药物，使得"瘀血清除，新血乃生"。临床疗效表明，无论缺血性脑卒中还是出血性脑卒中急性期，中风膏均可明显降低全血黏度和改善微循环作用，减轻患者神经功能缺损、改善预后，并具有良好的远期疗效。李妍怡主任带领的科研团队所做动物实验亦证实中风膏具有明显降低全血黏度和血浆黏度比值、缩短红细胞电泳时间及抑制血栓形成等作用，可增强血液在血管中的流动性；此外，能改善微循环和解除微循环障碍，有利于细胞的营养和氧的供应，改善神经功能缺损。定眩合剂常用于椎基底动脉供血不足引起的眩晕，方中当归、川芎活血补益、祛瘀通络；半夏、白术补气健脾、燥湿化痰；天麻、钩藤平肝熄风、止痉通络；茯苓、陈皮理气健脾、祛痰安神；甘草调和诸药。本方标本兼顾，共奏平肝熄风、祛痰通络、益气活血之功。现代研究其可有效降低全血黏度，起到化瘀作用。同时，可调整提高中枢抑制性氨基酸含量和降低兴奋性氨基酸含量，显著改善脑内神经递质水平的异常状况，使脑神经元兴奋性恢复正常，从而减轻兴奋性毒性损伤。

　　李妍怡主任在长期的临床工作中，积累了丰富的临床经验，对活血化瘀药物的应用颇具心得，指出：①临证使用活血化瘀法时，其临床症状应与中医瘀血证相符，如疼痛、痛如刀割或锥刺、拒按、痛处固定不移，而且疼痛以夜间为甚、皮下青紫、肌肤甲错、善忘(近期记忆力明显减退)、口唇青紫、舌质紫暗、舌体瘀斑、舌下静脉瘀张、脉涩滞不畅或结代等。有如是证，用如

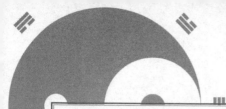

是方，应用活血化瘀药物时才可效如浮鼓。②在临床上对一些疑难杂症、迁延不愈的顽疾，即使瘀血的征象不明显者，亦基于"久病入络"理论，应用活血化瘀药物。③应用活血化瘀法应注意气血之间的关系。"气为血之帅、血为气之母"、"气行则血行、气滞则血凝"，故在应用活血化瘀药物的同时加用理气药，可收到良好的治疗效果。④活血化瘀法多属攻伐之剂，治疗中不可过用，应中病即止，免伤正气。对于素体虚弱及年老体弱者慎用。在临床上应多采用消补并用、攻补兼施，以消为补的治疗方法，达到攻邪不忘扶正之效果。⑤活血化瘀法虽然在临床上应用广泛，但也要根据具体情况灵活应用，不能一味地滥用活血化瘀药物，应根据兼证，如气虚、气滞，偏寒、偏热，偏虚、偏实等不同兼证，采用益气、理气，温寒、清热，补虚、泻实等不同疗法。

"中医佛手治疗体系"方剂在心脑疾病中的有效应用

　　李妍怡主任在前贤理论基础上，基于经方，临证权衡，化裁变通，自制佛手祛风汤、佛手定痛汤、佛手定眩汤、佛手瓜蒌汤、佛手通痹汤等一系列"佛手"方剂，此类方剂师古而不泥古,临床疗程颇丰，带来了极大的经济效益及良好的社会效益。现将此类方剂详述如下：

（一）佛手祛风汤治疗面瘫病

　　面瘫病，中医又称"口僻"、"吊线风"，西医称为面神经炎或特发性面神经麻痹，是以面部表情肌群运动功能障碍为主要特征的一种疾病。它是一种常见病、多发病，不受年龄限制。症状多表现为病侧面部表情肌瘫痪，额纹消失、眼裂扩大、鼻唇沟平坦、口角下垂。在微笑或露齿动作时，口角下坠及面部歪斜更为明显。病侧不能作皱额、蹙眉、闭目、鼓气和噘嘴等动作。鼓腮和吹口哨时，因患侧口唇不能闭合而漏气。进食时，食物残渣常滞留于病侧的齿颊间隙内，并常有口水自该侧淌下。由于泪点随下睑外翻，使泪液不能按正常引流而外溢。大部分患者经积极治疗可完全恢复，有一部分患者可遗留下后遗症。引起面神经炎的病因有多种，临床上根据损害发生部位可分为中枢性面神经炎和周围性面神经炎两种。中枢性面神经炎病变位于面神经核以上至大脑皮层之间的皮质延髓束，通常由脑血管病、颅内肿瘤、脑外伤、炎症等引起。周围性面神经炎病损发生于面神经核和面神经。周围性面神经炎的常见病因为：感染性病变，多由潜伏在面

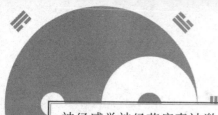

神经感觉神经节病毒被激活引起；耳源性疾病，如中耳炎；自身免疫反应；肿瘤；神经源性；创伤性；中毒，如酒精中毒，长期接触有毒物；代谢障碍，如糖尿病、维生素缺乏；血管机能不全；先天性面神经核发育不全等。多因素导致面神经受损，引起局部组织缺血、缺氧所致，早期的病理变化主要为面神经水肿、髓鞘及轴突不同程度的变性。

李妍怡主任认为本病为正气不足，风邪入脉络，气血痹阻，致经脉失养，肌肉纵缓不收而发，并将本病分为三期：初期为发病7d，中期为发病8~14d，后期为15d以后。治疗上主张以益气活血，祛风止痉为主，方用佛手祛风汤。佛手祛风汤由佛手散合牵正散化裁而成，具有祛风通络，活血化瘀之功效。并根据发病不同时期，随证化裁。初期风邪阻络，蕴生湿热，佐以金银花、黄芩、连翘等清热解毒药；中期外邪日久，痰瘀交杂，治宜活血祛瘀通络，故加大当归、黄芪的量，后期痰瘀阻络，肝肾亏虚，在活血祛瘀通络的基础上佐以黄精、仙茅、淫羊藿等补益肝肾药。同时，李主任认为在面神经炎的早期，激素的及时应用尤显重要，其应用原则为早期、足量，并配合给予维生素 B_1、维生素 B_6 及甲钴胺以营养神经，促进神经机能的恢复。并且李主任认为，面神经炎在早期进行针刺患侧治疗会加重面神经的水肿，从而影响预后，故不主张在急性期内针刺患侧面部，在急性期过后，可采用针刺治疗可增强治疗效果。

各期佛手祛风汤加减如下：

（1）早期：

当归20g，川芎20g，全蝎5g，僵蚕15g，白附子10g，羌活10g，葛根15g，白芍15g，板蓝根15g，金银花15g，甘草5g，蜈蚣2条（研末冲服）。

（2）中后期：去清热解毒之品，加补气、补益肝肾之品。

当归20g，川芎20g，全蝎5g，僵蚕15g，白附子10g，羌活

10g，白芍 15g，黄芪 15g，黄精 20g，仙茅 10g，仙灵脾 15g，甘草 5g，蜈蚣 2 条（研末冲服）。

验案举隅：

陈某，女，45 岁，职员，2011 年 3 月 14 日初诊。2d 前受凉后出现口角向左歪斜，右眼不能闭合，眼裂增宽约 2mm，右侧额纹消失，不能蹙眉，右侧鼻唇沟变浅，右耳后压痛，舌质暗淡，苔薄白，脉浮紧，既往体健。西医诊断为面神经炎，中医诊断为面瘫，证属风邪袭络型。方用佛手散合牵正散加味，方药如下：当归 20g，川芎 20g，白附子 15g，僵蚕 15g，蜈蚣 2 条，全蝎 6g，黄芪 15g，柴胡 10g，黄芩 10g，羌活 10g，金银花 15g，连翘 10g，甘草 5g。

同时给予醋酸泼尼松 30mg，每日晨起时顿服，1 周后逐渐减量，每周递减 10mg，同时予口服维生素 $B_1$20mg、维生素 $B_6$20mg 及甲钴胺 0.5mg 每日 3 次以营养神经，促进神经功能的恢复，红霉素眼药膏外用，以保护眼角膜。7d 后复诊，右耳后压痛消失，面瘫症状较 1 周前加重，眼裂约 4mm，舌质暗，苔薄白，脉细，上方去金银花、柴胡、黄芩、连翘，且当归、黄芪用量增加至 30g 以增强益气活血之效，同时开始患侧面部针灸治疗。再 7d 后复诊，上述症状有所好转，右侧额纹已出现但较浅，口角向左歪斜程度较前减轻，眼裂恢复至约 2mm，调整用方如下：当归 45g，川芎 20g，白附子 15g，僵蚕 15g，蜈蚣 2 条，全蝎 6g，黄芪 30g，羌活 10g，黄精 20g，仙茅 15g，淫羊藿 15g，甘草 5g。

继续配合患侧面部针灸治疗。7d 后复诊，面瘫诸症明显好转，右眼基本闭合但力量较差，口角稍有歪斜，继服上方 7 剂后诸症痊愈。

（二）佛手定痛汤治疗神经性头痛病

神经性头痛主要包括紧张性头痛、功能性头痛及血管神经性头痛，多由精神紧张、情绪愤怒而引起，主要症状为持续性的头

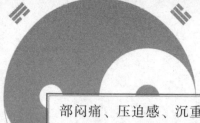

部闷痛、压迫感、沉重感，有的病人自诉为头部有"紧箍"感。大部分病人为两侧头痛，多为两颞侧、后枕部及头顶部或全头部。头痛性质为钝痛、胀痛、压迫感、麻木感和束带样紧箍感。症状起因可由于头颅部任何具有疼痛感觉的组织受到刺激、牵拉或压迫所致。头痛的强度为轻度至中度，很少因头痛而卧床不起或影响日常生活。有的病人可有长年累月的持续性头痛，有的病人的症状甚至可回溯 10～20 年。激动、生气、失眠、焦虑或忧郁等因素常使头痛加剧。

头为"诸阳之会"、"清阳之府"，又为髓海之所在，居于人体之最高位，五脏精华之血，六腑清阳之气皆上注于头，手足三阳经亦上会于头，若六淫之邪上犯清空，阻遏清阳，或痰浊、瘀血痹阻经络，壅遏经气，或肝阴不足，肝阳偏亢，或气虚清阳不升，或血虚头窍失养，或肾精不足，髓海空虚，均可导致头痛的发生。李主任强调在头痛病临证诊疗中应详问病史，注意辨察头痛之久暂、疼痛的特点、部位及影响因素等。首先应辨别外感头痛及内伤头痛，外感头痛因外邪致病，属实证，起病较急，一般疼痛较剧，多表现为掣痛、跳痛、灼痛、胀痛、重痛，痛无休止。内伤头痛以虚证或虚实夹杂为多见，如起病缓慢，疼痛较轻，表现为隐痛、空痛、昏痛，痛势悠悠，遇劳加重，时作时止，多属虚证；如因肝阳、痰浊、瘀血所致者属实，表现为头昏胀痛，或昏蒙重痛，或刺痛钝痛。痛点固定，常伴有肝阳、痰浊、瘀血的相应证候。其次要辨头痛之相关经络脏腑，头为诸阳之会，手足三阳经均循头面，厥阴经亦上会于巅顶，由于受邪之脏腑经络不同，头痛之部位亦不同。大抵太阳头痛，在头后部，下连于项；阳明头痛，在前额部及眉棱骨等处；少阳头痛，在头之两侧，并连及于耳；厥阴头痛则在巅顶部位，或连目系，临床应用时，治疗外感头痛应以疏风为主，兼以散寒、清热、祛湿；内伤头痛多属虚证或虚实夹杂证，虚者以滋阴养血，益肾填精为主，实证当平肝、化痰、行瘀，虚实夹杂者，应酌情兼顾并治。

佛手定痛汤由佛手散合川芎茶调散组成，具有疏散风寒，轻清上浮，通络止痛之功效。其药物组成为：当归20g，川芎20g，防风10g，细辛5g，白芷10g，甘草5g，羌活10g，薄荷10g（后下），蔓荆子10g，　石决明15g（先煎）。

方中以川芎、羌活、白芷疏风止痛共为君药，其中川芎治少阳、厥阴经头痛（两侧头痛或头顶痛），羌活治太阳经头痛（后头痛牵连项部），白芷治阳明经头痛（前额痛）；薄荷、防风辛散上行，疏散上部风邪，加强三味主药之疏风止痛能力，并兼解表而为臣药；甘草和药缓中而为佐药；清茶能清上而降下，防诸药过于温燥、升散，使升中有降，而为使药。全方能疏风止痛，主治诸风上攻、头目昏重、偏正头痛、鼻塞声重、伤风壮热、肢体烦痛等症。李主任根据风邪发病具有病位偏上、行无定处、发病迅速、变幻无常的特点，参照经络循行路线，选择引经药，可以提高疗效，如太阳头痛当选用羌活、蔓荆子、川芎；阳明头痛选葛根、白芷、知母；少阳头痛选柴胡、黄芩、川芎；厥阴头痛选用吴茱萸、藁本等。肝火偏盛者，加龙胆草、夏枯草、山栀、丹皮等。对于部分慢性头痛者，病程长，易反复，经年难愈，治疗时可在辨证论治的基础上，选用虫类搜风药，如全蝎、蜈蚣、僵蚕、地龙、地鳖虫等以祛瘀通络、解痉通络、平肝息风。同时李主任认为鼻窦炎所致头痛为风挟热邪上犯清窍，故加服苍耳子、辛夷等清热通窍之品。三叉神经痛酌加石膏、龙胆草、钩藤等清热泻火之剂。

验案举隅：

患者刘某，女，36岁，个体。患头痛12年，每于天气变化，情绪紧张，睡眠不足后出现左侧血管搏动性疼痛，头痛剧烈时伴有恶心呕吐，当地医生予以布洛芬、西比灵等治疗，服药后暂能缓解，然病程日久，自感服药后效不如前，并呈现发病日趋严重，

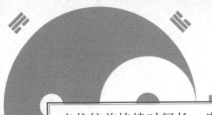

症状较前持续时间长，疼痛感加剧，频率增高。自诉头痛一次，如大病一场，身体疲乏。来我院就诊后查头颅 CT 及脑电图均未见异常，TCD 示脑血流速度增快。经辨证后予佛手定痛汤加减如下：当归 20g，川芎 20g，防风 10g，细辛 5g，白芷 10g，羌活 10g，柴胡 10g，薄荷 10g（后下），黄芩 10g，蔓荆子 15g，僵蚕 15g，石决明 15g（先煎），甘草 5g。

服药后 10d 头痛明显减轻，精神状态得到改善，连用 4 疗程后诸症消失，余无所苦，随访半年头痛未作。

（三）佛手定弦汤系列治疗眩晕病

眩晕病轻者闭目即止，重者如坐舟车，旋转不定，不能站立，多伴有恶心，欲吐或呕吐汗出，甚则昏倒。凡梅尼埃综合征、高血压病、低血压、脑动脉硬化、椎基底动脉供血不足、贫血、神经衰弱、颈椎病等临床表现以眩晕为主症者。《素问·至真要论篇》有"诸风掉眩，皆属于肝"；《丹溪心法·头眩》辨证则偏于痰，有"无痰不作眩"的主张，提出"治痰为先"的方法。眩晕的病因主要有情志、饮食、体虚年高、跌仆外伤等方面，其病性有虚实两端，属虚者居多，如阴虚易肝风内动，血虚则脑失所养，精亏则髓海不足，均可导致眩晕；属实者多由于痰浊壅遏，或化火上蒙，而形成眩晕。眩晕病在清窍，但与肝、脾、肾三脏功能失调密切相关。肝阳上亢之眩晕兼见头胀痛、面色潮红、急躁易怒、口苦脉弦等症状。脾胃虚弱，气血不足之眩晕，兼有纳呆、乏力、面色㿠白等症状。脾失健运，痰湿中阻之眩晕，兼见纳呆呕恶、头痛、苔腻诸症。肾精不足之眩晕，多兼有腰膝腿软、耳鸣如蝉等症。凡病程较长，反复发作，遇劳即发，伴两目干涩，腰膝酸软，或面色㿠白，神疲乏力，脉细或弱者，多属虚证，有精血不足或气血亏虚所致。凡病程短暂，或突然发作，眩晕重，视物旋转，伴呕恶痰涎，头痛，面赤，形体壮实者，多属实证。其中，痰湿所致者，头重昏蒙，胸闷呕恶，苔腻脉滑；瘀血所致者，头昏头痛，痛点固定，唇舌紫暗，舌有瘀斑；肝阳风火所致者，眩晕，面赤，烦躁，口苦，肢麻震颤，甚则昏仆，脉弦有力。

李主任根据眩晕发病性质，将佛手定眩汤系列分为佛手定眩汤一号方及佛手定眩眩汤二号方。

佛手定眩汤一号方：佛手散合半夏白术天麻汤化裁而成。

当归 20g，川芎 20g，半夏 10g，白术 10g，天麻 10g，陈皮 10g，党参 10g，柴胡 10g，茯苓 10g，甘草 10g，石决明 10g。

佛手定弦汤二号方：佛手散合天麻钩藤饮化裁而成。

当归 20g，川芎 20g，天麻 10g，石决明 15g（先煎），钩藤 15g，山栀 10g，黄芩 10g，川牛膝 10g，杜仲 10g，桑寄生 15g，夜交藤 30g，益母草 20g，茯苓 10g，甘草 5g。

李妍怡主任基于前贤理论，通过中医辨证以半夏白术天麻汤为主方，结合西医诊断、中医辨证及现代药理研究结果，由颈椎病引起者酌加葛根、川芎等，葛根甘辛凉，归脾、胃经，解肌退热，生津止渴，可升发清阳，鼓舞脾胃清阳之气上升，川芎能行血中之气，辛温升散，能上行头目，还能旁通络脉，且现代药理研究，葛根能扩张血管，能较好缓解项紧症状。由高血压病引起者酌加钩藤、丹参、葛根、泽泻，钩藤甘微寒，归肺、心包经，息风止痉，清热平肝，又能平阳，现代药性研究钩藤有降压作用；葛根、丹参具有扩血管、降血压作用，泽泻有利尿作用；有内耳性疾病所致眩晕者加用石菖蒲、泽泻、车前子、生葱等，石菖蒲，辛苦温，归心、胃经，开窍宁神、化湿和胃，开心窍、祛湿浊、醒神志，为其所长；泽泻、车前子，利湿、利尿使痰湿有出处，与西医用脱水剂、利尿剂有异曲同工之妙；葱白，辛温，归肺、胃经，散寒通阳，菖蒲与葱白合用，起到通窍、通阳作用，加强化痰之功。通过这种中医辨证与西医辨病相结合，中医辨证与现代药理研究成果相结合的方法，已取得良好的临床疗效。

医话部分

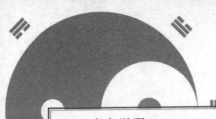

病案举隅：

（1）颈源性眩晕

患者，男，62岁，初诊：2011年6月3日，于行走途中忽然发作头晕，目眩，视物旋转，恶心，欲吐，继而昏倒在路边，神志清楚，但不敢活动，被他人扶行入院，眼闭不敢视物，颈项强，不敢转动，诊见：舌苔厚腻微黄，脉滑。检查：生命体征平稳，血压130/86mmHg，无眼球水平振颤及耳鸣，予卧床休息，西药对症支持治疗，予口服中药如下：半夏10g，白术10g，茯苓25g，甘草6g，黄柏10g，天麻15g，陈皮10g，石菖蒲10g。

7剂，水煎服，上述症状缓解，但仍不能转动头部，颈部不适，活动仍有恶心、欲呕，颈椎CT示：C4~5、C5~6椎体骨质增生。于前方中加葛根15g、当归20g、川芎20g，续服5剂后诸症好转，后续服10剂，随访3月头晕未复发。

（2）耳源性眩晕

患者王某，女，36岁，初诊：2011年10月15日。患者既往头晕间断发作，曾住院治疗，排除颈椎病、高血压等疾病，被诊断为内耳性眩晕，出院后多次反复发作，门诊静滴甘露醇、VitB$_6$等能缓解，此次因头晕，视物昏花、旋转，恶心、呕吐，呕吐物为胃内容物及清水痰涎，遂来就诊。症见：体胖、舌质淡、苔白腻、脉弦滑，查体生命体征正常，血压100/60mmHg，眼球有水平振颤，中医诊断：眩晕，痰湿中阻；西医诊断：内耳性眩晕。中药拟方如下：半夏10g，白术10g，天麻15g，陈皮10g，茯苓25g，甘草6g，石菖蒲15g，葱白10g（自加），泽泻15g，车前草15g。

5剂，水煎服，症状大减。去葱白、车前草加丹参15g，10剂续服，随访3月眩晕未复发。

（3）高血压病所致眩晕

患者，男，58岁，初诊：2011年12月14日，有高血压病史 5 年，起始无症状，逐步出现头昏、睡眠欠佳等症状，长期服用硝苯地平缓释片、马来酸依那普利片、丹参片，平素血压波动在 130~150/80~90mmHg，但近半月来血压控制不理想，忽高忽低，最近可达 180/110mmHg，于 12 月 14 日再次出现头晕目眩症状，伴恶心，欲呕，检查：血压 170/110mmHg，神清合作，面红耳赤，形体肥胖，心肺（－），眼球无水平及垂直振颤，舌质暗红，苔厚腻，脉弦滑，予中药如下：当归 20g，川芎 20g，天麻 10g，钩藤 15g，山栀 10g，黄芩 10g，杜仲 10g，石决明 15g（先煎），川牛膝 10g，丹参 20g，桑寄生 15g，夜交藤 30g，茯苓 10g，泽泻 15g，夏枯草 30g，甘草 5g。

　　7 剂，水煎服，二诊，症状消失，血压 140/90mmHg，续服 20 服，血压一直保持正常，随访 3 月，血压稳定，无类似发作。

（四）佛手瓜蒌汤治疗胸痹

　　中医"胸痹"、"心痛"包括西医冠心病、心绞痛等病，属急危重症。《素问·藏气法时论》论"心病者，胸中痛，胁支满，胁下痛，膺背肩胛间痛，两臂内痛。"《灵枢·厥论》亦论："真心痛，手足青至节，心痛甚，旦发夕死，夕发旦死。"

　　《金匮要略》指出"阳微阴弦"为胸痹之基本病机，提示本病具有本虚标实的特点。李妍怡主任认为，心肺同居胸中，故胸痹之病定脏腑定在心肺为主。心主血，肺主气，气行则血行，气滞则血瘀。心为君主之官，肺为相傅之官，两者相辅相成，相互为用，所以治疗胸痹应以心肺并重、气血同治。胸痹之本虽为虚，但决非纯虚之症，因宗气内虚则气机不利、血行不畅。气之不利则滞，血行不畅则瘀。因此气滞血瘀是胸痹一症最为常见的病理变化之一。其次，由于肺气不能宣发输布津液，脾气不能健运饮食水谷，致使痰浊内生，痰浊阻于肺则阻碍气机之升降出入；故痰浊、气滞、血瘀是胸痹的主要病邪。三者之间往往存在直接或间接的因果关系，宗气不足阻行呼吸，必然引起气滞，

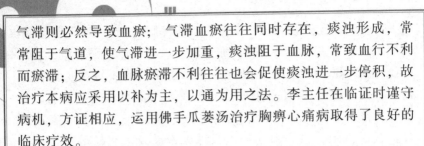

气滞则必然导致血瘀；气滞血瘀往往同时存在，痰浊形成，常常阻于气道，使气滞进一步加重，痰浊阻于血脉，常致血行不利而瘀滞；反之，血脉瘀滞不利往往也会促使痰浊进一步停积，故治疗本病应采用以补为主，以通为用之法。李主任在临证时谨守病机，方证相应，运用佛手瓜蒌汤治疗胸痹心痛病取得了良好的临床疗效。

佛手瓜蒌汤乃佛手散合瓜蒌薤白半夏汤化裁而成，具有开胸散结，活血化痰之功效。当归20g，川芎20g，瓜蒌15g，薤白10g，茯苓15g，猪苓10g，半夏10g，桂枝10g，生姜10g，大枣6枚，甘草5g。

验案举隅：

肖某，男，53岁，居处环境冬春干燥、寒冷，夏秋湿热，于2011年8月10日初诊，发病时令为立秋。患者6年前无明显诱因出现胸闷，胸痛，气短，曾服西药治疗，未见好转，平素时有心前闷痛，胸痛彻背，时发时止，近一周因感寒凉后症状突然加重，遂来诊。既往有冠心病病史。现见胸痛发作频繁，每日3～4次，时有夜间憋醒，伴胸闷气短，动则益甚，心悸，畏寒，腹胀，便溏，肢体沉重。察其形体肥胖，舌质紫暗、苔白腻，诊其脉沉滑。心电图提示：心肌缺血，右束支不完全传导阻滞。中医诊断：胸痹，证属气虚痰瘀互结，西医诊断：冠心病。予口服中药如下：当归20g，川芎20g，瓜蒌15g，薤白10g，茯苓15g，猪苓10g，半夏10g，桂枝10g，生姜10g，大枣6枚，枳实10g，厚朴5g，党参10g，黄芪30g，黄连10g，甘草5g。

7剂，水煎服。忌烟酒、辛辣食品、恼怒、劳倦。嘱其注意休息，忌从事剧烈体力活动，饮食以清淡为宜。

复诊：服用前方后，患者自觉胸痛明显减轻，发作次数减少，日1～2次，胸闷、气短、腹胀亦减轻，畏寒不显，大便已成形，但偶有恶心、口苦；察其舌暗红，苔白黄，脉滑。此乃心气得养，阴霾自散，唯邪郁化火；上方继服 7 剂，嘱其控制体重，移情易性，养成良好的生活习惯。

三诊：患者胸痛基本消失，腹胀、恶心亦除，唯偶有胸闷、气短，睡眠不实；察其舌暗红，苔白，脉滑；此乃心气虽提但尚不足，心神不宁。前方去枳实、厚朴，加麦冬 15g、枣仁 10g，7 剂，水煎服。

四诊：诸症均好转，舌淡红，苔白，脉平和。该患者年过半百，气血渐衰，为巩固治疗，效不更方，继服 7 剂。后随访，未见复发。

按：李妍怡主任认为该患者年过半百，心气虚衰，且素体肥胖，痰湿壅盛，又外感寒邪，致心气亦虚，痰邪益重；心气虚衰，胸阳失煦，血脉失其鼓动，又痰浊瘀血痹阻，则不通则痛，发为胸痹。气机痹阻，且病久瘀血阻脉，故见胸痛彻背，感寒则痛甚；气虚日久则阳气虚衰，血行瘀滞，则心失所养，故见胸闷气短，心悸，动则益甚；畏寒，舌质紫暗苔白，脉沉均为寒凝，阳气不运之候；脾主四肢，痰浊困脾，脾气不运，故肢体沉重；脾失健运，水湿内停，故见腹胀、便溏等症；形体肥胖，苔腻，脉滑均为痰浊壅阻之症；血属阴，夜亦属阴，故入夜加重，时有夜间憋醒；舌质紫暗，脉沉均为瘀血内停之候。本患者为中老年人，气血阴阳渐衰，心气不足为本，在本虚的基础上又形成标实，导致气滞、痰凝、血瘀交互为患。此为气虚痰瘀互结所致，法当益气养心，活血化痰。方拟佛手瓜蒌汤加减治之，显效甚佳。

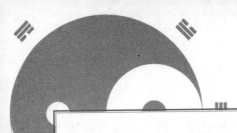

血之为病治法初探

　　余从医三十余载，临诊不辍，间有著文。在长期临证中，善用经方，对血之为病在疾病的发生、发展中的作用及论治略有浅见，现将余长期临证经验及理论思想总结如下，以期同道受惠，患者得益。

一、养血和血，佛手先行

　　在长期的临床实践中，本人非常重视"血"之为病在疾病发生、发展过程中的作用。认同前贤"言气血乃人身之根本，而其本更在于血也"、"血之为病，百病得生，然其虚之为病，其瘀之为病，其寒之为病，其热之为病，均责之于血不和矣，和血能治也"等观点。本人认为和血，主要以养血和血为主，血得养乃其根本，之后方可言"和"。养和之道内涵有四：包括补虚和血，应用于血虚症；化瘀和血应用于血瘀症；温阳和血应用于血寒症；清热和血应用于血热症。基于上述观点，本人认为和血之药首选当归，而当归中以甘肃岷县最为地道。因此临床习用岷当归，其乃"养血和血第一药也。药力专宏，活血不伤，补血不滞"。而方剂首推佛手散，文曰"佛手虽简，组方丝丝入扣，升降出入，竟两药以得全"。在临证实践中，本人善用"佛手散"并创其系列方剂，药量增减，变幻有方，开业内"佛手派"之先河。尤其在心脑血管疾病以及神经内科疑难杂症治疗上，善用大剂量岷当归，疗效颇丰。

同时，"和血"同传统中医之"活血、补血"之不同之处：中医治病，最求平和，阴平阳秘，疾患方除。传统之活血难免伤正，而补血难求不滞，均未能平和。血以和为贵，不单纯是中医之阴平阳秘，此与维持以及恢复血液系统内环境平衡的现代医学理论相一致。

二、瘀血生风，治血祛风

瘀血生风理论的提出，最早来源于明代王肯堂，其曰："瘀则生水。"余将此论发展，认为瘀血形成以后，不仅导致新血不生，脑髓失血液之濡养而废用，更会发生一系列病机改变。一者，瘀血内阻，津液气血不得畅行而渗外，稀薄者为水，混浊者为痰；二者，瘀血阻滞脉道，郁而生火、化痰，出现气机升降逆乱产生内风之证，诚如清代张津青言："殊不知风不自生，血不行然后生风也。" 瘀血之成因颇多，如气虚致瘀、气滞致瘀、寒凝致瘀及血热致瘀等不同；其次还有外伤出血致瘀，血脉损伤，血溢出脉道，积于脉外而成瘀。即："离经之血便是瘀血"；久病成瘀，久病耗气伤阴，血行不畅而致瘀。且瘀血可发生于机体之任何部位，故其证候多而复杂，变端百出。

疾病在一定时期、发展到一定阶段，必将影响气血运行，导致气血失调，出现不同程度的瘀血。瘀血，既是病理产物，又是一种致病因素，因"久病入络为血瘀"，故血瘀证成为临床常见中医证候，可见于多种疾病中，常贯穿于疾病始终。中风病因病机以外风和内风立论，临床中以内风发病者居多，而内风致病论除"热极生风"、"阳亢风动"、"血虚生风"外，余认为瘀血亦可导致风动，从而出现动摇、眩晕、抽搐、震颤等主证。瘀血生风的根本病机在于瘀血阻塞经络,筋脉失养,挛急刚劲，故而出现临床风动诸症。因此，基于"治风先治血，血行风自灭"理论，强调将活血化瘀法作为治疗中风病、眩晕病的基本大法，应贯穿于疾病的整个治疗过程中，院内制剂中风膏、定眩合剂的灵活应用已在临床中收到显著成效。特别在脑卒中的中医药治疗上，我们认为缺血性脑卒中及出血性脑卒中的恢复期及后遗症期的中医治疗以活血化瘀药物为主无可厚非，而出血性脑卒中急性期亦可使用活血化瘀药物，使得"瘀血清除，新血乃生。新血既生，内风自除"。临床疗效表明，无论缺血性脑卒中还是出血性脑卒中急性期，中风膏均可明显降低全血黏度和改善微循环作用，减轻患者神经功能缺损、改善预后，并具有良好的远期疗效。我们的科研团队所做动物实验亦证实中风膏具有明显降低全血黏度和血浆黏度比值、缩短红细胞电泳时间及抑制血栓形成等作用，可增强血液在血管中的流动性。此外，能改善微循环和解除微循环障碍，有利于细胞的营养和氧的供应，改善神经功能缺损。

三、瘀郁相兼，祛瘀解郁

传统中医学认为"久病多瘀"，即在疾病日久可以兼夹有血瘀致病，因此在久病之时，适当的使用活血化瘀的方法治疗常常可以获效。然而随着对疾病认识的不断发展以及时代的变化，疾病的致病因素也发生了较大的变化，因此单纯的久病多瘀已经不能满足现代中医诊疗疾病的需要。因此，本人结合自身临床实践，总结出久病从郁论治取得较好疗效，故而提出"久病多郁，瘀郁相兼"的学术观点。

对于长久患病之人，无论是精神心理疾病还是器质性疾病，由于疾病久久不愈，因此会产生由于疾病所带来的压力，长期的服药或者经济负担等均会带来抑郁的心境发生，形成中医所说的"郁"。现代医学研究认为诸多慢性疾病在其生发以及发展的过程中均可伴有比如抑郁焦虑的问题，比如常见的中风后抑郁、冠心病伴有心脏神经官能症或者焦虑抑郁、胃肠神经官能症等疾病。其发病以及通过针对情绪、心理方面的治疗取得疗效亦说明这一点。现代研究表明其机制可能和大脑内各种递质的活动兴奋性减弱有一定的关系，其中以单胺类递质兴奋性降低关系最为密切。

通过进一步的研究观察到，以往久病多郁的情况多见于身患重病或疑难病症、久治不愈或情郁日久转化为躯体病证后伴发的或隐潜的情志之郁，而在现代社会下，生活节奏的加快以及人们面临的精神心理压力日渐增加，抑郁的情绪本身就变得较为普遍，加之人们通过各种途径对疾病的了解逐渐增加，患病后更容易产生抑郁以及焦虑的情绪。此类患者一般症状复杂，涉及全身，症显于外而郁隐于内，正如《古今医统·郁证门》言："郁为七情不舒，遂成郁结，既郁之久，变病多端。"临证所见症状涉及多脏腑经络，常常未能发现明确的原发病能够解释。而病情之变化均与郁之病机有关。此时若只重药物治疗，逐一针对其症状用药，必药倍功半，使情志之郁更甚。因此，在此类疾病的治疗以及用药上，余从情志入手，于方中加入甘麦大枣汤之类屡获佳效。

总之，"血"之为病在疾病发生、发展过程中具有重要作用，我们在临证诊疗中，应着手于整体观念、辨证论治，无论养血活血、治血祛风抑或活血解郁，都应做到方证结合、证药统一，在认清血之为病病机前提下，选择相应治法方药，才可共奏良效，彰显中医药精华所在。

医话部分

病、症、证结合与理、法、方、药相统一诊疗体系在脑病治疗中的建立

    病证结合是准确认证的基石。病证结合空间定位病、证概念有异,而又关系密切,不可分离。病、证是中、西医对疾病从不同角度、在不同层次的认识。病是纵向,证是横向揭示病理状态。中医的"证",是对机体在疾病发展中某一阶段的病理概括,是从横的角度去认识疾病;而西医所诊断的"病"是指人体在受到致病因素作用后,在体内出现的具有一定发展规律的病理演变全过程,可以说是从纵的方面去认识疾病的。如果我们把整个人体的生理病理状态比作一个坐标系,那么辨病和辨证就好比是横、纵坐标,两者结合便可以分别从横、纵坐标上找到对应的一条线,两者交叉处便是最好的结合最准确的认证。只辨证或只辨病是坐标系中的一条线,如果想做到准确认识证,必须两者结合,横向(病)和纵向(证)综合考虑,准确定位为一点,而不是一线。证这条线可以和若干病有交叉点,即同一证型可见于不同的病中。同样,病这条线也和若干证型形成交叉点,即一种病可出现若干个证型,因为病在不同个体或不同时间地点或不同发展阶段而表现出不同证型。由此可见,要做到准确认证,其关键就是病证结合。

    病证结合使得中医辨证在每一具体疾病范围的限定下更能体现中医证候自身的演变规律,并使之更加清晰。同时,还可以用西医所诊断疾病的演变这条主线将不同阶段的中医证候贯穿起来,突出了不同疾病阶段的中医证候特点,使之更加易于把握对证的

认识。

每种病都有其各自的发展趋势,其发生发展,转归预后各不相同;它决定了证的特殊性,基本特征和发展方向。随着疾病的演变,气候、饮食、情绪、个体体质、治疗措施等不断变化而相应的出现动态的证。它反映了在病程中不同时点机体对不同病理变化的整体反映状态, 具有一定动态时空性。正因为证具有一定的时空动态性, 从时间上, 只有把证放入病中才能更好地体现时间性,动态性。病证结合时, 要关注证候的"动态时空性", 在以病为纲下, 探讨证候才有意义, 才会得出有一定发展规律的证,从真正意义上体现证候的动态时空观,最终达到正确认识证的目的。

病证结合是辨证施治的关键。病主要反映机体整个生理病理系统的基本矛盾,而证则反映疾病当前阶段的主要矛盾;病决定证的基本特征与发展方向,证体现疾病不同阶段的病机特点;两者结合既掌握了疾病的基本矛盾,又能解决证候的主要矛盾。病与证息息相关,离开病来研究证,是无源之水,无本之木;离开证来研究病,则无异于枯枝无叶,枯树一桩。因此,要提高辨证的准确性就要把证与病结合起来。

病证结合,可取长补短,相得益彰,提高论治水平,使疗效最大化。

辨证论治包含了辨证和论治两个相互联系、不可分割的部分,落实在临床诊疗活动中是辨证、立法、选方、遣药四个环节,证、法、方、药有机统一,即据证立法、依法选方或遣药组方,使方具有明确适应证,这种方法是理、法、方、药一体化的归结。

辨病着眼于共性, 辨证着眼于个性, 因此为了提高中风的临床诊治水平,我们应当做到辨证论治与辨病论治并重, 并要吸取现代科学理论和方法, 特别是借鉴西医辨病的思想和理论, 用中西医结合的病证结合模式治疗中风。目前已公认"脑脉痹阻"——"瘀"是导致缺血性中风(脑梗死)发病的关键病机, 即:瘀阻脑络使营卫运行不畅,一方面可直接导致脑髓失却营卫之濡养而元神失用；另一方面营卫运行受阻，壅塞失和，卫气不得宣通，郁而化生火毒之邪。火毒之邪作为由瘀导致的次级病理产物，既可损伤脑络，又可直损脑髓，重伤元神。瘀、毒两级病理产物所导致的最终病理结果就是清窍不利，元神失用，而见临床诸症。可见瘀、毒、窍闭神扰实属中风的基本病机，围绕此病机以活血通络、解毒开窍立法处方、辨病论治，解决疾病的基本矛盾，可作为治疗中风的基本方法。另一方面，辨证论治善于解决疾病在不同个体、不同时间、不同环境时所衍生的特殊矛盾。但现在认为中医证候诊断系统是一个非线性的、多维多阶的、可以无限组合的复杂巨系统，临床上所能遇见的证候是动态的、多变的、复杂的，因此用线性研究的办法，对某一个疾病人为地划分为几个具体证型无法真正来规范它。根据"中风病辨证诊断标准"，中风病具有"风、火、痰、瘀、气虚、阴虚阳亢"等中医证候因素，在诊疗实践中根据病人的具体情况进行证候因素的组合，更符合每一个患者的具体特点。基本矛盾(病)与特殊矛盾(证)属于不同的层次，病证结合(根据辨证的结果对基本方进行加减)使二者优势互补，兼顾了两种不同性质不同层次的矛盾，使整体与局部、共性与个性有机地结合起来，可以取得更好的疗效。临证必须学会应用辩证法的思想来分析问题区别对待，这样才能应用的得心应手，药到病除。研究就是要创新,继承一定要发展;古为今用,洋为中用,推陈出新；理论来自实践,理论指导实践；中西医结合,临床和基础相结合,医和药相结合。

中西医结合治疗失眠伴抑郁焦虑状态临床经验撷要

李妍怡主任勤求古训，博采众方，积累了丰富的临床经验，形成了独特完善的诊疗思路。并擅长从中西医的角度诊治脑病科疑难杂症。尤其治疗失眠伴抑郁焦虑状态经验丰富，疗效显著。笔者有幸跟师随诊，收获颇丰，现将其治疗失眠伴抑郁焦虑状态的经验介绍如下。

（一）紧扣病机，调和阴阳，兼化瘀滞

失眠伴抑郁焦虑状态属中医"不寐病"、"郁证"等范畴。传统中医认为失眠的病因病机主要包括饮食不节,胃气不和；劳倦思虑，伤及心脾；情志不和,肝失条达；心肾不交，水火失济；阴虚火旺，扰动心神；心虚胆怯，心神不安等。抑郁焦虑状态则多由思虑悲哀过度，耗伤阴血，心肝失养，神魂不安所致。李主任认为此二者病因病机虽纷繁复杂，但其病理变化不外乎阳不入阴,阴阳失交，而致心神不宁。故在治疗中，以调和阴阳，养心安神为则。此外，李主任承师夏永潮之学术思想，认为临床诸证，多伴瘀滞，在临床实践中，常加入大剂量活血化瘀之品治疗此病，疗效颇佳。

（二）仿古不拘古，创立专方

对于郁证，汉·张仲景就有关于此病的论述，《金匮要略·妇人杂病脉证并治第二十二》曰：妇人藏躁,喜悲伤欲哭,像如神灵所作,数欠伸,甘麦大枣汤主之。李主任善用经方，认为本方描述

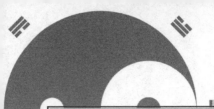

之症，与现代疾病抑郁焦虑状态之症颇为相似，故将本方应用于本病的治疗。此外，在失眠伴抑郁焦虑状态的患者中，多伴有烦热难眠，胸中窒闷等热郁胸膈证，李主任认为栀子豉汤既可用于外感热病之热郁胸膈所致虚烦，亦可用于其他病机为无形邪热扰于胸膈的内伤杂病。据前理论及用药经验，李主任总结出治疗失眠伴抑郁焦虑状态专方：佛手安神除烦汤。方药组成：岷当归、川芎、丹参、元参、太子参、麦冬、天冬、远志、柏子仁、夜交藤、珍珠母（先煎）、五味子、生地、炙甘草、浮小麦、大枣、栀子、淡豆豉。方中当归、川芎活血化瘀，养血补血；生地滋阴养血，兼清虚热；天冬、麦冬、元参滋阴清热；柏子仁、远志养心安神；太子参益气健脾，生津润肺；石决明平肝潜阳；五味子敛心安神；炙甘草、浮小麦、大枣养心安神，和中缓急；栀子、淡豆豉清热除烦。诸药并用，共奏安神解郁、养血活血、清热除烦之功。

（三）善用西药，协同增效

失眠伴抑郁焦虑状态的患者病情受情绪因素影响较大，且此类患者急躁易怒，情绪消极，若药效较慢或不明显，容易加重患者的心理负担，致病情恶化。故李主任认为在疾病治疗中应根据病情需要，中西医结合，增强疗效。在长期临床实践中发现，据医院抑郁焦虑量表（HAD）、焦虑自评量表（SAS）、抑郁自评量表（SDS）、汉密尔顿焦虑量表（HAMA）综合评价结果显示：若为轻-中度焦虑/抑郁状态，单纯中药即可奏效；但若病情较重，临床诊断中-重度的抑郁/焦虑状态，则单纯中药效力不足，这时应立即配合西药治疗，方可收到事半功倍之效。在临床中，李主任发现黛力新在治疗本病方面疗效好，起效快，且副作用小，安全性高，配合中药治疗，更能取长补短，协同增效。黛力新（氟哌噻吨美利曲辛片）为复方制剂，临床作用表现为两种成分在不良反应的拮抗效应和治疗作用方面的协同效应。氟哌噻吨属于硫杂蒽类药物,小剂量主要作用于突触前膜多巴胺自身调节受体(D_2受体),促进多巴胺的合成和释放,使突触间隙中多巴胺的含量增加；美利曲新属于新型环类药物,作用于突触前膜,抑制去甲肾上腺素和5-羟色胺再摄取,提高突触间隙5-羟色胺和去甲肾上腺素的含量。两种成分同时发挥作用,能够同时作用与焦虑抑郁相关的三种神经递质。在治疗本病中,李主任一般只给予维持量,即每日早晨10点钟前一片,连服1年,在患者病情好转且无反复时逐渐减为半片服用1月,如无不适,即可停药。

(四) 注重医患沟通,正性心理疏导

失眠伴抑郁焦虑状态属于精神心理疾病范畴,患者因长期身心压力导致抑郁症状及焦虑症状的出现。而李老师在临床实践中十分注意与患者的沟通,明确告诉病人此病的病情特点及发生、发展规律及中西医药物治疗的具体措施。使病人对病情及治疗方法有一详细了解,提高患者依存性,并善于给予患者关于疾病预后良好的暗示,以减轻患者心理负担,增加其安全感,从而有效地降低抑郁程度。嘱患者注重自身心理调护,多与人交流,适当增加户外运动,可练习打太极拳、瑜伽等运动,忌练气功,以免引发歇斯底里。在患者复诊时对其症状及精神的改善给予正面的赞扬和肯定,为患者树立信心,提供早日治愈的希望。

医话部分

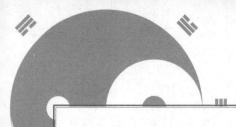

中风后遗症经验探析

　　李妍怡主任师从前贤，深受中西医结合专家夏永潮主任医师学术思想的影响，汇各家之长，博采众方，深入验证，既钻研祖国医学，又掌握现代医学理论，从事心脑血管疾病临床和科研工作30余载，积累了丰富的临床经验。

　　中风病是当今世界上对人类危害最大的三种疾病之一，随着医学水平的提高，中风的病死率有所降低但存活者均有不同程度的后遗症。中风后遗症是指中风(即脑血管意外)经治疗后遗留下来的口眼歪斜、语言不利、半身不遂等症状的总称，中风后遗症属中医"偏瘫"、"偏枯"、"偏废"等病证范畴。根据中风的临床表现，可将其归属与现代医学中的急性脑血管疾病，如脑梗死、脑出血、蛛网膜下腔出血等。李主任经过长期临床观察，在治疗中风后遗症方面积累了独到的经验。现将期经验体会总结如下：

（一）中西医对中风后遗症的认识

1.中风后遗症的中医病机

　　关于中风后遗症的病因病机，历代医家都有不同的认识。张仲景在《金匮要略·中风历节病脉证并治》篇确立"中风"病名，指出中风的病因是"脉络空虚，风邪入中"，主张采用疏风散邪，扶助正气的方法。唐宋以前，以"外风"学说为主，多从"内虚邪中"立论。唐宋以后，多以"内风"立论。李东垣认为中风属"正气自虚"。张景岳提出"内伤积损"致中风的观点。《诸病源候论·风偏枯候》说："偏枯者，由气血偏虚，则腠理开，受于风湿，风湿客于身半，在分腠之间，使气血凝涩，不能润养，久不瘥，真气去，邪气独留，则成偏枯。"王清任提出"气虚血瘀"的中风理论。李妍怡教授在临床上比较推崇王清任的"气虚血瘀"论。李教授认为中风之病，本起于元气亏虚，后期由于疾病进展或失治、误治等致使病情迁延进入后遗症期，造成元气亏损更甚，而见少气懒言、半身不遂、肌肉萎缩、肢体无力等症状。中风从病理因素来看，有风、火、虚、痰、气、瘀等六种情况，李教授认为最关键的因素是气虚血瘀。气血是人体生命活动的重要物质基础，气属阳，为血之帅，能推动和固摄血液。血属阴，为气之母，气存血中，气在运行中始终离不开血，血又不断地为气的生成和功能活动提供营养。气虚不能统摄血之循行，瘀之一也。气虚则血流缓慢，滞涩沉积，此乃气虚不能帅血，瘀之二也。中医学认为导致瘀血的原因大致有气虚、气滞、血寒、血热、外伤等。一般来说，缺血性中风属气虚无力推动血液，血不濡养经脉，因虚致瘀，瘀阻经络所致；出血性中风属血溢脉外，离经之血瘀阻经络所致。瘀血既是气虚的病理产物，又是加重气虚血瘀的重要因素，气虚血瘀是心脑疾病的重要病机。

2.中风后遗症的生理病理机制

根据中风的临床表现，现代医学将其归属于急性脑血管疾病。脑血管病大多在动脉粥样硬化的基础上，由各种诱因引起脑部血液供应障碍，缺血、缺氧引起脑组织坏死软化或局部血管破裂出血形成血肿。主要分为出血性和缺血性2类，但它们的病理生理学特征都是微循环障碍和动脉粥样硬化引起的血管内皮损伤，而这两方面正是血瘀证形成的病理基础。现代医学研究表明，瘀血成因大致有四种：①循环障碍，造成瘀血、血栓。②各种炎症导致组织坏死，变性、萎缩、增生。③代谢障碍引起组织病理反应。④组织无限制增生，或分化不良。脑出血的发病机制

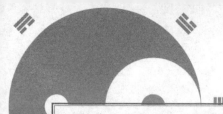

目前多认为是因为长期高血压导致脑内小动脉或深穿支动脉壁纤维素样坏死或脂质透明变性、小动脉瘤或微夹层动脉瘤形成，当血压骤然升高时，血液自血管壁渗出或动脉瘤壁直接破裂，血液进入脑组织形成血肿。缺血性脑中风主要是由于各种原因造成脑组织血液供应障碍，脑组织因缺血、缺氧而发生软化坏死，造成脑组织血液循环障碍，最终导致能量缺乏和障碍。急性脑缺血对神经元的影响主要是使其发生凋亡。中风后遗症是脑部或支配脑的颈部动脉病变后，引起脑局灶血循环障碍，导致急性或亚急性损害的神经系统疾病。

（二）治疗经验

李妍怡教授从医数十载，造诣深厚，治疗内科杂病，尤其擅长应用中西医结合手段治疗中风后遗症。李教授认为对于中风后遗症，首先应给予基础治疗：抗凝、降压、调脂等，并积极指导和辅助患者进行肢体功能训练，配合针灸治疗。李教授认为，中风后遗症患者病机多属气虚血瘀，而补阳还五汤正是切中气虚血瘀之病机而设，故临床用补阳还五汤加减治疗中风后遗症，疗效显著。方中重用黄芪为君药，大补脾胃中气，并固摄经络正气，使气旺血行，祛瘀而不伤正气。现代药理学表明，黄芪能明显改善血小板的凝聚率，扩张血管、改善供血；当归为臣药用以活血养血并祛瘀。黄芪、当归能大补元气，益气养心，行气顺血，扶正固本；赤芍、川芎、桃仁、红花等以助当归活血祛瘀之力，共同排除心、脑及体内顽痰瘀血，达到攻不伤正，补不腻邪，标本兼顾；地龙通络，性善走窜有行气之效，可增强全方补气通络的功效，使药力周行全身。诸药合用，气旺血行，瘀清脉通，筋脉得以濡养，共奏补气活血通络之功。本方以中医辨证理论为原则，用中药调和阴阳，疏理气机营血，使偏盛偏衰之阴阳，复归于常，故取效甚捷。中风膏重用道地药材岷当归，发挥补血行血之功；补阳还五汤加味方中重用黄芪、当归以发挥补气行血之功，气旺则血行，血行则瘀血去新血生；赤芍、川芎、桃仁、红花等活血化瘀、疏经通络之药，配合虫类药通达剔透，搜风通络。诸药合用，补气活血，扶正祛邪，起到增强脑血流量，促进脑细胞代谢和脑血管侧支循环的建立以及脑血肿的吸收，消除脑水肿，改善脑血肿周围脑细胞的缺血、缺氧状态，并可降低血液黏稠度、软化血管、溶栓，对中风后遗症患者的康复有显著的治疗作用。

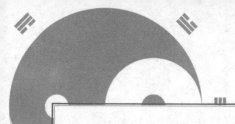

补脑膏联合高压氧治疗一氧化碳中毒迟发性脑病临床观察

甘肃省中医院脑病科在 2011 年 12 月～2013 年 7 月对 28 例一氧化碳中毒迟发性脑病患者采用补脑膏联合高压氧治疗，临床疗效满意，现总结报道如下：

一、临床资料

选择本院收治的一氧化碳中毒迟发性脑病患者 57 例，采用随机数字表法随机分为治疗组和对照组。治疗组 28 例，其中男 16 例，女 12 例；年龄平均（41.7±8.2）岁;；昏迷时间平均（9.8±1.7）h；假性痊愈期平均（13.4±2.9）d;脑电图检查为轻中度异常 9 例，重度异常 19 例。对照组 29 例，其中男 15 例，女 14 例；年龄平均（43.4±7.1）岁；昏迷时间平均（9.1±2.3）h；假性痊愈期平均（14.9±3.3）d;脑电图检查为轻中度异常 11 例，重度异常 18 例。所有病例均符合文献一氧化碳中毒迟发性脑病的诊断标准，排除急性脑血管意外等疾病，并通过本院伦理委员会批准，经患者知情同意。两组一般资料对比，差别无统计学意义(P＞0.05)，具有可比性

二、治疗方法

两组均给予抗感染、降颅压、对症处理等常规治疗。对照组在常规治疗基础上加用高压氧治疗，采用 21.17/6.33m² 医用氧舱(由上海打捞局芜湖潜水装备厂制造，型号 WYC2.4D2412)，治

疗压力为 0.25MPa，升压 10min，维持压力 80min，降压 10min，每日 1 次。

治疗组在对照组治疗基础上加用补脑膏〔由当归、川芎、黄芪、水蛭、羌活、淫羊藿、龟板、甘草等药物组成，由甘肃省中医院制剂科统一制备，批号为甘卫普制准字(94)098—05〕，每次 10g，每日 2 次，口服。两组均以 15d 为 1 个疗程，治疗 2 个疗程。

三、疗效判定标准

优：恶心、呕吐、意识障碍等症状消失，脑电图检查无任何异常，对日常生活没有影响。良：临床症状基本消失，脑电图检查显示轻度异常或无异常，对日常生活有轻微影响。中：仍有较为明显的恶心、呕吐、意识障碍等临床症状，脑电图检查存在较为明显的异常，对日常生活造成影响。差：临床症状与脑电图无明显改变。

四、统计学方法

采用 SPSS17.0 统计分析软件处理。计量资料数据以均数(x)±标准差(s)表示，组间比较采用 t 检验；计数资料组间比较采用 x^2 检验；等级资料组间比较采用 Ridit 分析。以 P＜0.05 为差别有统计学意义。

五、结果

1.两组疗效对比两组对比，经 Ridit 分析，u=2.22，P＜0.05，差别有统计学意义。见表 1。

表 1　两组疗效对比

组别	例数	优	良	中	差	有效率/%
治疗组	28	13	8	4	3	89.29
对照组	29	7	6	9	7	75.86

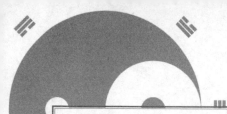

2.两组治疗后脑电图改善情况对比。见表2。

表2　两组治疗后脑电图改善情况对比　(例)

组　别	例数	正常	轻度异常	重度异常
治疗组	28	16	8	4
对照组	29	7	9	13

六、讨　论

有研究显示：急性一氧化碳中毒后有 3%～10% 的患者会出现迟发性脑病；其病因尚不明了，可能与一氧化碳中毒后患者血管细胞变性死亡、中枢神经系统内氧自由基生成增加、神经细胞内钙超载而导致凋亡有关。急性一氧化碳中毒后迟发性脑病患者可在病情好转数天或数周后再次出现病情加重，表现为精神症状，反应迟钝，智能低下，四肢肌张力增高，大小便失禁，甚至昏迷。由于机体大脑对缺氧反应最敏感，急性一氧化碳中毒时大脑受到损伤最重，故治疗时应从改善大脑缺血缺氧状态入手。高压氧治疗可以加速碳氧血红蛋白分离，促进一氧化碳分子排出，使血红蛋白恢复携带氧的能力，从而增加血液内氧含量，改善各组织、器官缺氧状态，是治疗一氧化碳急性中毒最有效的方法。近年来有研究显示：对于一氧化碳中毒迟发性脑病患者，采用高压氧治疗能够促进血管成纤维细胞分裂、增殖，形成有效的侧支循环，从而改善脑部血管供应；同时高压氧治疗还能减少氧自由基的产生，降低其对脑神经细胞的损伤。但仅采用常规疗法和高压氧治疗迟发性脑病，效果欠佳，无法迅速改善患者脑病状态。

中医学认为：迟发性脑病主要是由于外邪入侵，邪气阻塞脉络，导致蒙蔽清窍，所以治疗应以祛邪补益、活血化瘀为主。补脑膏是由本院李妍怡主任医师结合数十年临床经验研制的院内制剂。该方在古方佛手散的基础上重用甘肃省道地药材岷当归、川芎，活血化瘀，补益肝肾；配合羌活、川芎，引药归脑经；黄芪加大益气之力，益气以活血；淫羊藿、龟板补益肝肾，虽无活血之力，却有治本之效。有研究证实：以上药物在改善脑血流量的同时，可以在一定程度上修复受损的脑细胞，促进神经功能和神经细胞的恢复；诸药相配使用能够起到较好的扶正祛邪、保护脑组织、改善其缺氧状态的作用。本研究结果显示：治疗组有效率为89.29%，较之对照组，差别有统计学意义（P<0.05）。此表明补脑膏联合高压氧治疗一氧化碳中毒迟发性脑病的疗效远优于单纯西医治疗。中医治疗此类疾病通常以醒神开窍为主，然而，本研究发现：采用活血化瘀、补益肝肾法治疗一氧化碳中毒迟发性脑病有更好疗效，但其机制尚需进一步研究。

医话部分

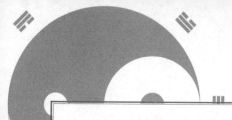

补脑膏治疗血管性痴呆临床观察

　　甘肃省中医院脑病科在 2003 年 1 月~2009 年 1 月观察了 110 例本院脑病科门诊和住院的血管性痴呆患者，采用补脑膏治疗的临床疗效观察，疗效显著，现总结如下：

一、一般资料

　　110 例观察病例均为本院脑病科门诊和住院的 VD 患者,用随机数字表法将其分为治疗组和对照组。治疗组 70 例，男 41 例，女 29 例；年龄 45~80 岁，平均（65.4±6.3）岁；受教育时间 7~15 年，平均（11.2±4..4）年；脑血管病病程 0.5~10 年，平均（3.2±2.7）年；中风次数 1~3 次，平均（1.5±0.5）次；多发梗死 41 例，单一梗死 9 例;脑出血 15 例，脑白质疏松 5 例；基线 MMSE 分值为 10~28 分，平均（19.42±5.31）分;基线 ADL 分值为 21~78 分，平均（47.41±6.96）分。对照组 40 例,男 26 例，女 14 例；年龄 48~80 岁，平均（64.2±6.8）岁；受教育时间 6~12 年，平均（10.7±4.2）年；脑血管病病程 0.5~7 年，平均（2.8±2.1）年；中风次数 1~2 次，平均（1.5±0.2）次；多发梗死 24 例，单一梗死 4 例；脑出血 6 例，脑白质疏松 6 例；基线 MMSE 分值为 12~28 分，平均（18.27±4.64）分;基线 ADL 分值为 19~80 分,平均（48.24±7.13）分。两组患者一般资料对比,差别无统计学意义(P>0.05),具有可比性。

二、诊断标准

1.痴呆诊断标准

参照美国神经病学会《精神疾病诊断和统计手册》第4版（DSM-Ⅳ）痴呆的诊断标准。①认知功能障碍表现在以下两方面:记忆障碍,以及认知功能损害至少具备失语、失用、失认、抽象思维或判断力损害中1项;②上述两类认知功能障碍明显干扰了患者的工作和社交活动,或与个人以往相比明显减退;③不只是发生在谵妄的病程之中;④上述损害不能用其他的精神及情感性疾病（如抑郁症、精神分裂症等）来解释。痴呆程度判定参照临床痴呆评定表,即:CDR=0.5为可疑痴呆,CDR=1.0为轻度痴呆,CDR=2.0为中度痴呆,CDR=3.0为重度痴呆。

2.血管性痴呆诊断标准

参照美国国立神经系统疾病和卒中研究所与瑞士神经科学研究国际协会（NINDS-AIREN）制定的血管性痴呆诊断标准。①痴呆;②有脑血管病的证据（CT或MRI证实有多发性脑梗死、腔隙性脑梗死、重要部位的单一脑梗死、广泛的白质病变或脑血流低灌注等,局灶性体征）;③上述两种损害有明显的因果关系（在明确的脑卒中后3个月内出现痴呆,突然出现认知功能减退,或波动样、阶梯样进行性认知功能损害）。

3.试验病例纳排标准

纳入病例标准：①符合血管性痴呆NINDS-AIREN诊断标准者;②痴呆发病在卒中3个月以内出现,发病持续3个月以上者;③Hachinski缺血量表评分（HIS）[4]≥7分;④痴呆程度为轻度（CDR=1.0）或中度（CDR=2.0）。排除病例标准：①HIS<7分者;②血管性痴呆重度（CDR=3.0）和可疑血管性痴呆（CDR=0.5）者;③大量脑出血或大面积皮质区梗死后出现的痴呆;④伴有严重的神经功能缺损者,如各种失语、失认等;⑤合并有心、脑、

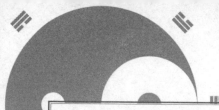

肝、肾和造血系统等严重原发疾病者;⑥诊断明确的抑郁症或其他精神疾病者;⑦其他各种痴呆;⑧未按规定服药,无法判断疗效或安全性者。

三、治疗方法

治疗前 2 周开始停服一切促智药物和其他治疗本病的药物直至疗程结束。治疗组给予补脑膏(由本院制剂室提供,每块 10g,院内制剂批准文号:甘卫普制准字[2000]383-04),烊化口服,1 块/次,2 次/d。对照组给予银杏叶片(舒血宁,由江苏扬子江药业集团公司生产,40mg/ 片,生产批号 01120-1,040130-1),2 片/次,3 次/d,口服。两组均以 90d 为 1 个疗程,1 个疗程后观察疗效。

四、观察指标

治疗前后分别采用简易智能状态检查量表(MMSE)和日常生活活动量表(ADL)对认知功能和行为能力进行评估,对比治疗 3 个月前后的观察结果,测评固定由同一位医师完成;通过一般体格检查、血常规、尿常规、便常规、心电图检查、肝功能和肾功能检查等观测药物安全性,同时记录药物副作用。

五、疗效判定标准

以 ADL-Barthel 指数积分分级标准及 MMSE 综合评定。①日常生活活动能力评价(ADL),总积分 0~20 分为完全依赖;21~61 分为严重依赖;62~90 分为中度依赖;91~99 分为轻度依赖;100 分为生活独立。行为能力疗效判定采用尼莫地平法计算公式:[(治疗前积分 - 治疗后积分)÷治疗前积分]×100%,以百分数表示。评定标准:基本控制≥85%,显效≥30%,有效≥10%,无效 <10%。②认知能力评定采用简易精神状态评定量表(MMSE),有 30 个项目,正确回答或完成 1 项记 1 分,30 项的得分相加即为总积分。认

知功能疗效判定采用尼莫地平法计算公式： [(治疗后积分 – 治疗前积分）÷治疗前积分]×100%,以百分数表示。评定标准:基本控制为接近满分（≥28分),显效≥20%,有效≥12%,无效<12%。

六、统计学方法

采用SPSS11.0统计分析软件处理。计量资料数据以均数（$\bar{x}$）±标准差（s）表示,组间比较采用t检验;等级资料采用Ridit分析。

七、结　果

1.两组治疗前后认知功能疗效对比

两组对比，经Ridit分析，u=2.22，P<0.05，差别有统计学意义。见表1。

表1　两组治疗前后认知功能疗效对比　（例）

组　别	例数	基本控制	显效	有效	无效	有效率/%
治疗组	70	8	16	28	18	74.29
对照组	38	2	6	11	19	50.00

2.两组治疗前后行为能力疗效对比

两组对比，经Ridit分析，u=2.54，P<0.05，差别有统计学意义。见表2。

表2　两组治疗前后行为能力疗效对比　（例）

组　别	例数	基本控制	显效	有效	无效	有效率/%
治疗组	70	7	16	28	19	72.86
对照组	38	2	6	11	19	50.00

3.两组认知功能积分、行为能力积分比较见表3。

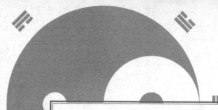

表3　两组治疗前后对 MMSE、ADL 积分对比　　（分,x±s）

组　别	例数	MMSE 积分	ADL 积分
治疗组	28	治疗前 19.42±5.31	47.41±6.86
		治疗后 24.41±5.94**#	40.16±5.65**#
对照组	29	治疗前 18.27±4.34	48.24±7.13
		治疗后 21.85±5.03**	43.21±6.82**

注:与同组治疗前对比,**P<0.01;与对照组治疗后对比,#P<0.05。

八、不良反应

治疗组患者在用药期间 3 例出现腹泻,未予治疗自行痊愈,无其他不良反应。对照组有 6 例出现不同程度上腹不适和食欲减退，2 例停药。

九、讨　论

血管性痴呆的临床类型有:多发性梗死性痴呆（最常见的类型,占 VD 的 39.4%），单发重要部位梗死的痴呆，低灌流性痴呆，小血管病变引起的痴呆，出血性痴呆，混合性痴呆。VD 发病的分子机制包括：兴奋性氨基酸毒性作用，梗死周围去极化，炎性反应，细胞凋亡。尽管银杏叶提取物的活性和作用机制还不很清楚,但目前认为它可扩张动脉和毛细血管，改善脑循环，清除自由基，保护脑细胞。在一项为期 52 周的随机、双盲、安慰剂对照、平行分组的多中心研究中，309 例轻至中度 AD 或 MID 患者被随机指定用银杏叶制剂或安慰剂治疗，银杏叶制剂组疗效优于安慰组，而且能持续改善患者的认知社会功能长达 6 个月至 1 年。

血管性痴呆属中医学"呆病"、"健忘"、"痴呆"等范畴。古代医家早就认识到此病与肾关系密切。近代研究表明本病患者中以肾虚、瘀血阻窍最为多见。因此,补肾益髓、化痰通络是中医治疗 VD 的主要方法。现代药理学研究表明,补肾药物有提高超氧化物歧化酶活性、清除自由基、抗氧化、降脂和抗血栓等作用,活血药物可抗血小板聚集、扩张血管、增强血流量及抗自由基损伤。这与现代医学采用西药治疗 AD 的清除自由基、抗氧化、降低血黏度和保护脑组织等机制相符合。可见补肾活血法是从多环节改善 AD 的病理状态,促进神经功能恢复。补脑膏是在古方"佛手散"的基础上,重用甘肃特产药材岷当归,配伍川芎、赤芍、黄芪、仙茅、淫羊藿、龟甲、甘草等中药而成,具有养血活血、补益肝肾、化瘀通络之效。补脑膏的药效学实验结果显示:补脑膏能改善血液流变性,增加微循环内血液与组织间的物质交换面积,保证大脑的血液供应;还有抗炎、抗变态反应作用。补脑膏的组方特点是重用当归,而当归可抑制细胞凋亡,因其能促进脑缺血损伤后神经生长和修复相关蛋白 cyclinD1 和 GAP-43 的表达,从而减少细胞凋亡的发生;还可能通过促进 Bcl-2 在脑缺血后的表达对半暗带的细胞凋亡产生抑制作用。由此可见补脑膏可从多个环节干预 VD 的发病机制,为补脑膏临床治疗 VD 提供了理论依据。在血管性痴呆的诊断与评估中,ADL、MMSE 量表是国际公认的评定痴呆病情的依据之一。其中 MMSE 反映患者的定向力、记忆力、注意力、语言理解能力、判断能力等总体认知功能,而 ADL 量表评价患者日常独立生活能力。本临床研究表明,补脑膏在对认知功能和日常行为能力的改善方面与银杏叶片对比,优于对照组(P<0.05),补脑膏对 MMSE、ADL 积分的改善亦明显优于银杏叶片,且未见明显副作用,说明中药补脑膏对VD 有确切疗效,可以提高患者的生存质量。

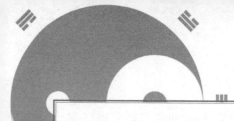

佛手定痛汤治疗紧张性头痛临床疗效观察

甘肃省中医院脑病科在 2008 年 9 月 ~2009 年 1 月对门诊 70 例紧张型头痛患者采用佛手定痛汤治疗，疗效颇丰，现总结如下：

一、一般资料

130 例患者均为 2008 年 9 月 ~2009 年 1 月门诊就诊病人,其中男 46 人,女 84 人,年龄在 15~55 岁之间,平均年龄 35 岁。病程 2 周至 1 年。分为中药佛手定痛汤治疗组 70 例,对照组 60 例。纳入标准：符合国际头痛协会(1988)诊断标准：(1) 发作性紧张型头痛:①至少有 10 次发作,头痛天数 <180d/ 年（<15d/ 月）；②头痛持续 30min 至 7h；③头痛至少有以下两项特点：压迫和(或)紧束感(非搏动性)；轻或中度；双侧性；行走楼梯或类似日常活动头痛不加重；无呕吐、恶心、可有畏光或畏声,但不并存。(2)慢性紧张型头痛:①6 个月内平均头痛天数 ≥180d/ 年(≥15d/ 月)；②头痛至少有以下两项特点:压迫和(或)紧束感(非搏动性);轻或中度;双侧性；行走楼梯或类似日常活动头痛不加重；无呕吐、恶心、可有畏光或畏声。排除标准：①患者有如下疾病,如颈椎病、占位性病变和炎症性疾病;②患者发作性紧张型头痛发作次数未达到 10 次;③慢性紧张型头痛发作时间尚不到 6 个月。

二、治疗方法

治疗组患者采用佛手定痛汤治疗,组方如下:岷当归 30g, 川芎 20g，白芍 10g，僵蚕 9g，白芷 9g，细辛 3g，羌活 9g，防风 12g，随证加减。中药水煎服，1 剂/d，分 2 次服。对照组服用萘普生，100mg/次，每日 3 次，4 周为 1 疗程。

三、疗效评定标准

参照《中药新药临床研究指导原则》中有关标准。痊愈：头痛消失，半年内未复发，显效：头痛基本消失，半年内仍有 1~2 次轻度发作；有效：头痛稍有减轻，发作次数减少；无效：头痛无明显改善，发作次数未减少。

四、统计学方法

采用 SPSS11.5 软件进行秩和检验。P<0.05 有统计学意义。

表 1　两种药物疗效比较

组别	n	痊愈	显效	有效	无效
治疗组	70	46	13	7	5
对照组	60	27	18	10	5

秩和检验结果:Z=−2.241,P<0.05。

故可认为两种药物疗效的差异有统计学意义。

五、讨论

紧张性头痛又称肌收缩性头痛,是慢性头痛中最常见的一种,约占头痛病人的 40%。其发病机制尚未完全阐明。治疗方面多采取对症综合治疗,虽有一定的效果,但亦受副反应、病人依从性等方面的影响。头痛之证,外感内伤皆有之。历代医家在治疗该病时也多从肝郁化火、肝阳上亢、肾阴不足等入手进行治疗,其临床亦有一定的疗效,但以活血化瘀为主进行论治的报道较少。而

医话部分

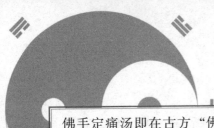

佛手定痛汤即在古方"佛手散"(当归、川芎)的基础上重用甘肃道地药材岷当归加减化裁而成。从组方配伍来看，当归、川芎剂量为传统用量的2~3倍，为君药，主要发挥行气活血、化瘀通络、祛风止痛的作用；白芍敛阴缓急止痛为臣，配合君药增强其活血化瘀的作用，又可防止川芎辛散太过；白芷、防风能活利血脉、祛风止痛，羌活祛风除湿、散寒止痛，僵蚕通络止痛，细辛祛风散寒、通窍道、达巅顶,上药均为佐药,加强化瘀通络、止痛的作用；甘草为使药，顾护中焦，诸药合用，共奏活血化瘀、通络止痛之效，从而达到治疗头痛的目的。

李妍怡医话医案集

佛手养心汤加味治疗焦虑状态的临床观察

将 2011 年 1 月~2012 年 12 月在甘肃省中医院脑病科就诊的 50 例焦虑状态患者应用佛手养心汤加味治疗获得了良好疗效，现总结如下：

一、一般资料

将 100 例焦虑状态患者按随机数字表法分为 2 组治疗组 50 例，其中男 23 例，女 27 例；年龄 18~58 岁，平均(38.79±10.67)岁；病程 0.5~4.5 年，平均(1.27±0.44)年。对照组 50 例，其中男 25 例，女 25 例；年龄 20~60 岁，平均(36.78±10.56)岁；病程 0.6~4.8 年，平均(1.21±0.56)年。两组患者性别、年龄、病程等临床资料相比，无显著差异($P>0.05$)，具有可比性。诊断标准参照中国精神障碍分类与诊断标准(CCMD-3)，利用汉密尔顿焦虑量表(HAMA)

拟定诊断标准。HAMA 中包含 14 个项目,采用 5 级评分(0~4)。总分 14~20 分，肯定有焦虑；21~28 分，肯定有明显焦虑；>29 分，严重焦虑。纳入：①HAMA 检测总分>14 分；②符合西医诊断标准，且中医辨证属于阴虚血少，神志不安证；③发病年龄 18~70 岁；④受试者自愿参加本研究，并签署知情同意书。排除：①不符合纳入标准者；②以往有严重心、肺、肝、肾等严重器质性疾病及有精神疾患不配合治疗者；③妊娠或哺乳期妇

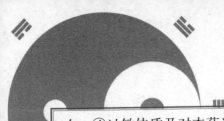

女；④过敏体质及对本药过敏者。

二、治疗方法

治疗组给予佛手养心汤加味：当归 20g，川芎 20g，太子参 15g，丹参 10g，玄参 15g，麦门冬 10g，天门冬 10g，远志 15g，柏子仁 10g，夜交藤 30g，珍珠母(先煎)30g，五味子 15g，生地黄 10g，栀子 10g，淡豆豉 10g，炙甘草 15g，浮小麦 30g，大枣 6 枚。水煎分服，1 剂/d。对照组给予氟哌噻吨美利曲辛片(丹麦灵北制药有限公司生产，国药准字 H20080175)1 片，早晨、中午各 1 次，两组均以 15d 为 1 个疗程，治疗 2 个疗程后观察疗效。

三、疗效评价标准

按照《内科疾病诊断与疗效标准》并根据 HAMA 评分改善率标准拟定疗效标准。痊愈：临床症状全部消失，HAMD 总分＜7 分，HAMD 评分改善率≥75%。显效：临床症状基本消失，HAMD 评分改善率 50%～74%。好转：临床症状有所减轻，HAMD 评分改善率 25%～49%。无效：临床症状无减轻，HAMD 评分＞7 分，HAMD 改善率＜25%。采用尼莫地平法计算改善率。改善率(%)=(治疗前 HAMD 评分－治疗后 HAMD 评分)/治疗前 HAMD 评分×100%。

四、统计学方法

采用 SPSS13.0 统计软件进行分析，计数资料以(χ±s)表示，计量资料采用 t 检验，P＜0.05 表示差异有统计学意义。

五、结果

1.HAMD 评分

治疗半月时治疗组 HAMD 总分高于对照组(P＜0.05)；治疗 1 个

月时治疗组 HAMD 总分 2 组相比，无明显差异(P＞0.05)。见表 1。

表 1　两组 HAMD 评分比较($\chi \pm s$)分

组　别	n	治疗前	治疗半月时	治疗 1 月末
治疗组	50	20.20±4.40	17.10±4.70	12.60±4.70
对照组	50	19.80±5.20	14.30±4.30	11.70±4.50

2.临床疗效

治疗半个月时对照组疗效优于治疗组(P＜0.05)，治疗 1 个月时 2 组疗效相比，无明显差异(P＞0.05)。见表 2。

表 2　两组临床疗效比较

组别	例数	治疗半月时					治疗 1 月末				
		痊愈	显效	好转	无效	总有效率/%	痊愈	显效	好转	无效	总有效率/%
治疗组	50	5	8	16	21	58.0	12	15	16	7	86.0
对照组	50	6	10	20	14	72.0	11	16	17	6	88.0

3.不良反应

治疗组未出现明显不良反应；对照组有 13 例出现睡眠障碍、头昏，3 例出现震颤，4 例出现疲劳。两组不良反应发生率相比，差异显著(P＜0.05)。

六、讨论

焦虑状态可继发于其他疾病之后，也可因工作生活及自身性格原因诱发。祖国医学将其归属于"惊悸"、"郁证"、"脏躁"等范畴。中医学认为郁病多责之于气和火，气郁化火是郁病发生的病机关键。其主要原因为情志所伤。愤懑恼怒可使气机不畅，而成气郁，郁久化火，因此多以调畅气机，兼清火热之邪为主。本病多为虚证或本虚标实，与心、肾二脏关系密切，治当交通心肾，宁心安神；此类患者病程较长，久病多瘀，宜活血化瘀。佛

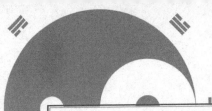

手养心汤加味是李妍怡主任在天王补心丹的基础上重用甘肃道地药材岷当归和川芎，根据本病证候特点合《金匮要略》栀子豉汤、甘麦大枣汤化裁而来，具有活血化瘀、交通心肾、宁心安神、清热除烦之功。

　　氟哌噻吨美利曲辛片是由两种化合物组成的复合制剂，每片含相当于 0.5mg 的氟哌噻吨、10mg 的美利曲辛。氟哌噻吨是一种神经阻滞剂，小剂量主要作用于突触前膜多巴胺自身受体，促进多巴胺的合成和释放，使突触间隙中多巴胺的含量增加，而发挥抗焦虑和抗抑郁作用。美利曲辛是一种双相抗抑郁剂，可以抑制突触前膜对去甲肾上腺素及 5-羟色胺的再摄取作用，提高了突触间隙单胺类递质的含量。此药治疗焦虑状态药效肯定，但具有睡眠障碍、头晕、震颤等副作用。恩师李妍怡自拟处方佛手养心汤加味在治疗本病方面屡见奇效，与西药氟哌噻吨美利曲辛片相比，远期疗效相当，且无毒副作用，且是临床治疗焦虑状态的极佳选择，值得临床推广应用。

佛手养心汤治疗
心肾不交型失眠临床观察

失眠，古称"不寐"，又名"不得卧"、"不得眠"、"不能眠"等，为内科常见疾病。笔者自 2011 年 2 月~2012 年 2 月，在甘肃省中医院跟随李妍怡教授运用方药佛手养心汤，根据疾病的不同分型加味治疗顽固性失眠患者 70 例，每获良效，现报道如下：

一、一般资料

甘肃省中医院 2011 年 2 月~2012 年 2 月门诊治疗的失眠患者 70 例，男 32 例，女 38 例；年龄 24~72 岁，平均年龄 44.5 岁；病程 3 个月至 8 年，平均 16 个月。纳入：主诉为失眠，且症状持续 1 个月或以上，白天或有精神疲乏不振，或头晕头胀、心慌心烦等症状，影响工作、学习和社会活动；符合失眠症的中西医诊断标准和分型；既往无精神疾病、滥用药物及酒精史；无严重心、肺、肝、肾疾病。

二、治疗方法

佛手养心汤，以佛手散合天王补心丹加减而成。方药组成:当归 20 g,川芎 20 g,远志 10 g,麦冬 10 g,五味子 15 g,党参 10 g,玄参 15 g,知母 10 g,柏子仁 10 g,桔梗 10 g,丹参 10 g,茯苓 10 g,生地黄 10 g。

失眠重者,可酌加龙骨 15 g、牡蛎 15 g 以重镇安神;心悸怔忡

者,可酌加珍珠母30 g、夜交藤30 g以增强养心安神之功;五心烦热加银柴胡15 g、地骨皮15 g滋阴清热除烦;因情绪波动而起加柴胡10 g、淡竹叶10 g、合欢花15 g以疏肝解郁安神。上药加水煎,重复两次,将药液混合后分两次口服,1剂/d。15d为1个疗程,3个疗程后统计疗效。疗程结束,随访3个月评定疗效。

三、统计学处理

采用SPSS12.0软件进行分析,采用X^2检验进行统计学处理。

四、结果

1.疗效评定标准

睡眠时间恢复正常或夜间睡眠在6h以上,睡眠深沉,醒后精神大好者为临床痊愈;睡眠总小时数较前增加3h以上者为显效;睡眠总小时数较前增加不足3h者为有效;睡眠总小时数较前无改善者为无效。

2.睡眠质量评定

疗效分为4级:减分率达76%～100%者为痊愈;减分率达51%～75%者为显效;减分率达25%～50%者为有效;减分率<25%为无效(减分率=治疗前评分－治疗后评分/治疗后评分×100%)。

3.效果

参照睡眠障碍量表随访6个月内未复发。治愈50例,显效12例,好转4例,无效4例,总有效率为94.29

五、讨论

佛手养心汤由佛手散与天王补心丹组成。佛手散(当归、川芎）出自《太平圣惠方》，又名芎归散。《医宗金鉴》谓，用此方治产前后诸疾，其效如"佛手"之神妙。天王补心丹源自《摄生总要》："心者神明之官也。忧愁思虑则伤心，神明受伤，则主不明而十二官危，故健忘怔忡；心主血，血燥则津枯，故大便不利；舌为之外候，心火上炎，故口舌生疮。是丸以生地为君，取其下入足少阴以滋水，主水盛可以伏火，况地黄为血分要药，一能入手少阴也。"当归、丹参、玄参、生心血也；枣仁、远志、柏子仁养心神也；五味收其耗散；麦冬、天冬助其津液；参苓补其气虚，以桔梗为使者，欲载诸药入心，不使之速下也。《名医方论》中柯运伯曰："心者主火，而所以主神也，神衰则火为患，故补心者，必清其火，而安其神。补心丹用生地为君，取其下足少阴以滋肾水主，水盛可以伏火，此非补心之阳，补心之神耳！清气如无柏子仁，补血如无酸枣仁，其神存耳；参苓之甘以补心气，五味子之酸以收心气，二冬之寒以清气分之火，心气和而神自归矣；当归之甘以生心血，玄参之咸以补心血，丹参之寒以清血中之火，心血足而神自藏矣。更能假桔梗为舟楫，远志为向导，和诸药入心而安神明。

失眠多由心神失养或不安引起，以经常不能正常进入睡眠为特征。主要表现为睡眠时间及深度不足，不能消除疲劳，难以恢复体力、精力。轻者入睡困难，时寐时醒或寐而不酣，或醒后不能再寐；重者彻夜难寐，多病程较长，并伴有精神倦怠，神疲乏力，心悸健忘及心神不宁，或有头晕头痛，易劳累、心境紊乱、社交不适、工作生活能力受损等。其病因多为情志所伤，五志过极，劳倦失度，饮食不节，久病体虚等所导致肝经郁热、阴虚火旺、心脾两虚等形成阳盛阴衰，阳不入阴，阴阳失交。如《灵枢·大惑论》云："卫气不得入于阴，常留于阳，留于阳则阳气满，阳气满则阳跷盛。不得入于阴，则阴气虚，故目不瞑矣。"临床常见不寐长期伤及诸脏，心脾肝肾阴虚及阴血不足，精血内耗，彼此影响。故其病理变化总属真阴精血不足，阴阳不交，故治疗应滋阴养血，补心安神。中医经典著作《内经》在这一整体观念的指导下，对于睡眠疾病的治疗基本以调和阴阳营卫、祛邪补虚为主旨。后世对于失眠的治法日益丰富，如从肝、心论治，安神，调理脾胃等皆取得颇佳的疗效。心肾相交的涵义：心藏神主血脉，肾藏精主骨生髓，心肾正相交才能维持人体正常的生命活动。精与神是人体生命活动不可或缺的物质且精神互用。心藏神为人体生命活动的主宰，肾藏精为人体生命活动的根本。精为神之宅，神为精之象，精是神的物质基础，神是精的外在表现，二者相互为用，精神相依。君火命火相得益彰。心主君火，肾主命火，君火在上为阳气之用，命火在下为阳气之根。君火为命火之统率，命火为君火之根基。人体五脏六腑组织结构的正常功能活动，靠君火统率与命火的温煦激发，心火肾水互制互用。心肾相交实际包括心肾水火相济，气血相济，阳气相济，阴精相济，阴阳调节等多方面的内容，是整个心与肾的相互交通。佛手养心汤加减以滋阴养血、补心安神、交通心肾。临床应根据阴阳消长规律，从脏腑虚实辨证论治，还应加强精神调摄，身体锻炼，以取得显著疗效。

中风膏治疗急性脑出血临床观察

选取 2007 年 1 月~2009 年 12 月我院脑病科住院的急性脑出血患者 45 例采用口服中风膏治疗，其神经缺损症状良好改善，取得了良好的疗效，现总结如下：

一、一般资料

选取 2007 年 1 月~2009 年 12 月我院脑病科住院的急性脑出血患者 90 例，按就诊的先后顺序，采用数字表法随机分为治疗组与对照组各 45 例。治疗组 45 例，男 26 例，女 19 例；年龄平均 (57.82 ± 11.86)岁；病程平均(12.00 ± 8.80)h；血肿体积平均(25.82 ± 8.93)mL；收缩压平均(165.27 ± 17.38)mmHg，舒张压平均(95.64 ± 9.11)mmHg；出血部位基底节 33 例，脑叶 8 例，脑干 2 例，小脑 2 例。对照组 45 例，男 30 例，女 15 例；年龄平均(55.08 ± 12.43)岁；病程平均 (11.91 ± 8.85)h；血肿体积平均 (23.86 ± 8.01)mL；收缩压平均 (170.36 ± 14.21)mmHg，舒张压平均(98.18 ± 7.84)mmHg；出血部位基底节 35 例，脑叶 7 例，脑干 1 例，小脑 2 例。两组患者性别、年龄、发病时间、血压、出血量、出血部位、神经功能缺损评分等一般资料对比，差别无统计学意义$(P > 0.05)$，具有可比性。诊断标准按照 1995 年第 4 次全国脑血管疾病研讨会制订的急性脑出血诊断标准。纳入标准：①符合急性脑出血诊断标准者；②无意识障碍，检查合作者；③神经功能缺损评分为 5~32 分者（中国脑卒中神经功能缺损评分标准）；④首次发病<24h 的急性脑出血住院患者；⑤

医话部分

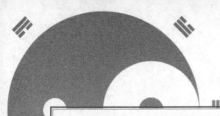

有明确高血压既往史者；⑥年龄在 35～80 岁之间；⑦控制血压<200/100mmHg；⑧自愿参加试验并经家属签署知情同意书。排除标准：①由于脑外伤、肿瘤、脑血管畸形、抗凝药物等引起的继发性脑出血者；②伴有意识障碍的脑出血者；③混合性中风者；④神经功能缺损评分小于 5 分者；⑤合并心、肝、肾、造血系统和内分泌系统等严重原发性疾病者及患精神病者；⑥既往有卒中史，入院前已经有严重残疾者；⑦血压≥200/100mmHg。剔除标准：①依从性差及不合作的患者；②治疗期间合并上消化道出血者；③入院后病情急剧加重，神经功能缺损评分增加达到 32 分以上者。

二、治疗

两组患者均给予脱水剂、神经营养剂、对症和康复等常规治疗。治疗组发病 24h 后在此基础上加用中风膏［在古方"佛手散"（当归、川芎）的基础上配伍赤芍、黄芪、水蛭、羌活和甘草，经精馏、浓缩、灭菌等工艺制成，重用甘肃道地药材岷当归是其组方特点］，每 10g 成药当归的含量相当于当归生药 70g，15g/ 次，1 次 /12h，采用口服或鼻饲的给药方法，共治疗 30d。中风膏由我院制剂室提供，批准文号：甘卫普制（1997）－098－04。

三、疗效判定标准

1.采用治疗后 30d、90d 神经功能缺损评分减少的百分数评价疗效。评分减少率按照以下公式计算:30d 评分减少的百分数=（入院时评分－治疗后 30d 评分）/ 入院时评分；90d 评分减少的百分数 =（治疗后 90d 评分－治疗后 30d 评分）/ 治疗后 30d 评分。根据治疗后减少的神经功能缺损百分数判定疗效。显效:神经功能缺损评分减少≥46%。有效:神经功能缺损分减少<

46%。无效：神经功能缺损评分减少<18%。

2.日常生活能力依赖程度评定标准。根据治疗后 90d BI 评分，分为以下两类进行日常生活能力依赖程度评定：独立与轻度依赖（75~100 分）；中重度依赖（70 分以下）。

采用 SPSS11.0 统计分析软件处理。计量资料数据以均数（x+s）表示，组间比较采用 t 检验；计数资料组间比较采用 χ^2 检验；等级资料组间比较采用 Ridit 分析。以 P<0.05 为差别有统计学意义。

四、结果

1.两组治疗前后神经功能缺损评分对比见表 1。

表 1 两组治疗前后神经功能缺损评分对比分，$x^2 \pm s$

组 别	例数	治疗前	治疗后 30 d	治疗后 90 d
治疗组	45	27.27 ±6.27	10.73 ±4.18	3.36 ±4.79
对照组	45	25.36 ±5.79	12.95 ±5.23	5.64 ±5.73
t 值		1.50	2.22	2.05
P 值		>0.05	<0.05	<0.05

2.两组治疗后 30d、90d 神经功能缺损评分疗效对比

两组治疗后 30d 疗效对比，经 Ridit 分析，u=1.97，P<0.05，差别有统计学意义。两组治疗后 90d 疗效对比，经 Ridit 分析，u=4.03，P<0.01，差别有统计学意义。Ridit 分析显示治疗后 30d、90d 治疗组疗效优于对照组，提示中风膏治疗脑出血急性期是有效的，远期疗效更为明显。见表 2、表 3。

表 2 两组治疗后 30d 疗效对比

组 别	例数	显效	有效	无效	有效率
治疗组	45	28	15	2	95.56
对照组	45	23	14	8	82.22

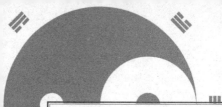

表3 两组治疗后90d疗效对比

组别	例数	显效	有效	无效	有效率
治疗组	45	39	5	1	97.78
对照组	45	25	19	1	97.78

3.两组治疗后30d、90d BI 评分对比见表4。

表4 两组治疗后 30d、90d BI 评分对比 分，$x^2 \pm s$

组 别	例数	治疗前	治疗后30d	治疗后90d
治疗组	45	21.82 ±13.83	72.27 ±16.47	89.93 ±18.61
对照组	45	24.55 ±16.71	63.84 ±15.22	81.82 ±16.46
t 值		0.84	2.52	2.19
P 值		> 0.05	<0.05	<0.05

4.两组治疗90d后日常生活能力依赖程度对比见表5。

表5 两组治疗90d后日常生活能力依赖程度对比

组别	例数	独立+轻度依赖	中、重度依赖	X^2 值	P 值
治疗组	45	42	3		
				4.83	<0.05
对照组	45	35	10		

五、讨论

中医学认为出血性脑卒中的病机是脏腑功能失调，气血逆乱，血溢脑脉之外而发病。脑络受损，血溢脉外，便成瘀血，"瘀血不去，则出血不止，新血不生"（《血证论》），造成神明不能自主，引发多种变证。《血证论》曰："此血在身，不能加于好血，而反阻新血生化之机，故凡血证总以去瘀为要。"瘀血既为脑出血之病理基础，又为脑出血之病理产物，故活血化瘀为脑出血治疗之关键。实验研究显示，脑出血急性期与血瘀脉内的脑梗死有着相同的实验指标改变，成为脑出血具有血瘀病机的有力佐证。施永德在对"离经之血为血瘀的实验研究"时发现,出血性中风患者除了出血这一特征外，还伴随着血液流变学指标的明显变化，认为这是一种出血性瘀血证或血管外血瘀证。脑出血急性期患者的全血黏度、血浆黏度、红细胞聚集指数及纤维蛋白原含量均升高，使血液处于高凝状态，血液的"浓、黏、凝、聚"恰是中医瘀证的表现。有学者也认为，出血性中风是因血管破裂而引起的血管内外的血瘀证，只有及时应用活血化瘀药，祛除瘀血，改善血液循环障碍，才能从根本上治疗脑出血。临床报道显示，运用活血化瘀法治疗脑出血急性期具有良好的临床效果，也为这一疗法的确立提供了有力支持。

中风膏具有益气活血、化瘀通络之功，在临床用于治疗缺血性中风和出血性中风恢复期10余年，疗效明显。中风膏可改善实验性脑出血大鼠血液流变学、减少炎性细胞因子表达。本研究结果表明，治疗组治疗后30d、90d神经功能缺损评分改善优于对照组，Ridit分析显示疗效优于对照组，BI评分高于对照组，差别均有统计学意义（$P<0.05$ 或 $P<0.01$）。提示治疗组较对照组神经功能改善明显，提示脑出血急性期应用中风膏治疗，可减轻患者神经功能缺损、改善预后，并有远期疗效。本研究选择的病例均为出血量较少、意识清楚的患者，病情相对较轻，初步观察了中风膏对脑出血急性期治疗效果，而中风膏对急性脑出血重症患者病死率、致残率的影响还有待研究。

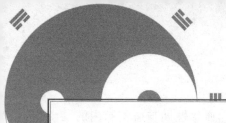

中风膏治疗急性期
缺血性脑卒中临床观察

选择 2009 年 9 月～2010 年 9 月在甘肃省中医院神经科门诊和病房就诊的 54 例缺血性脑卒中患者，予口服中风膏治疗后取得良好临床疗效，现总结如下：

一、一般资料

选择 54 例缺血性脑卒中的患者为观察对象，其中男性 34 例，女性 20 例；年龄 60～70 岁 35 例，70 岁以上 19 例；合并有高血压病史者 40 例。中医诊断标准：参照国家中医药管理局脑病急症科研协作组起草制订的《中风诊断疗效评定标准》。西医诊断标准：参照 1995 年中华医学会第四次全国脑血管病学术会议修订的血栓性脑梗死的诊断标准。中医辨证及证候诊断标准：参照 1986 年中华中医药学会内科分会制定的《中风病中医诊断疗效评定标准》。纳入：①发病年龄为 60 岁以上的男性和女性；②首次发病、72h 内入院、符合诊断标准的急性脑卒中患者；③经头部 CT 及 MRI 检查证实为脑卒中，排除脑出血；④中医辨证属气虚血瘀；⑤自愿参加治疗并签署书面知情同意书者。排除：①入院后有继发性感染者；②有心、肝、肾、肺等肿瘤及自身免疫性疾病者；③入院前 3 周内有感染性疾病者；④半年内有心肌梗死、手术及外伤史者；⑤血管畸形、血管炎或凝血机制障碍所致者脑梗死；⑥病前用过阿司匹林、潘生丁和肝素等药物。

二、治疗方法

患者给予中风膏(甘肃省中医院制剂室生产，批件文号：甘药制字 Z04000839)，5g／次，烊化口服，2 次／d，用药 30d。同时口服阿司匹林 100mg，在每日 1 次的基础治疗上给予维持水电解质、酸碱平衡等一般支持疗法，嘱患者卧床休息，保持安静。血压高者给予对症降压治疗；对心功能不全的患者给予强心、利尿治疗；若合并颅内压高者给予降颅压治疗；若合并糖尿病者给予正规降血糖治疗；若合并感染者给予抗生素对症治疗。

三、疗效标准

中医证候疗效评定标准参照《中药新药临床研究指导原则》拟定。临床痊愈：临床症状、体征消失或基本消失，中医证候积分减少≥95%。显效：临床症状、体征明显改善，中医证候积分减少≥70%，<95%。有效：临床症状、体征均有好转，中医证候积分减少≥30%，<70%。无效：临床症状、体征无明显改善，甚或加重，中医证候积分减少不足 30%。

四、结果

用药 28d 后患者自觉症状明显好转，伴随症减少，其中痊愈 28 例，显效 11 例，有效 14 例，无效 1 例，总有效率达 98.15%。

五、讨论

脑卒中以其高发病率、高死亡率、高致残率、高复发率和多并发症成为世界性健康问题之一，也成为医学界研究和关注的热点之一。现代医学认为，引起急性脑梗死的主要原因是高血压、糖尿病、高脂血症和高龄引起的动脉粥样硬化及小动脉纤维玻璃样变；其次为血液成分改变，血液中的有形成分数量过多或功能

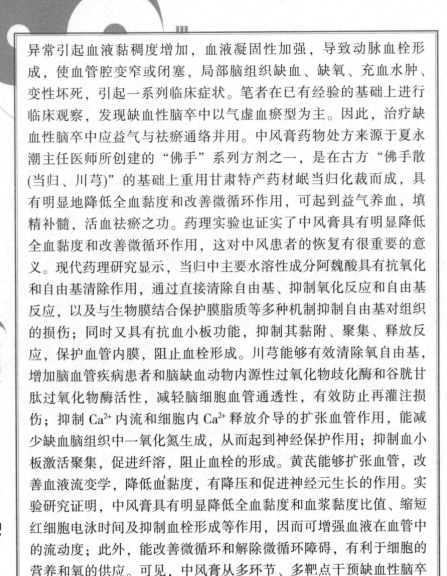

异常引起血液黏稠度增加，血液凝固性加强，导致动脉血栓形成，使血管腔变窄或闭塞，局部脑组织缺血、缺氧、充血水肿、变性坏死，引起一系列临床症状。笔者在已有经验的基础上进行临床观察，发现缺血性脑卒中以气虚血瘀型为主。因此，治疗缺血性脑卒中应益气与祛瘀通络并用。中风膏药物处方来源于夏永潮主任医师所创建的"佛手"系列方剂之一，是在古方"佛手散(当归、川芎)"的基础上重用甘肃特产药材岷当归化裁而成，具有明显地降低全血黏度和改善微循环作用，可起到益气养血，填精补髓，活血祛瘀之功。药理实验也证实了中风膏具有明显降低全血黏度和改善微循环作用，这对中风患者的恢复有很重要的意义。现代药理研究显示，当归中主要水溶性成分阿魏酸具有抗氧化和自由基清除作用，通过直接清除自由基、抑制氧化反应和自由基反应，以及与生物膜结合保护膜脂质等多种机制抑制自由基对组织的损伤；同时又具有抗血小板功能，抑制其黏附、聚集、释放反应，保护血管内膜，阻止血栓形成。川芎能够有效清除氧自由基，增加脑血管疾病患者和脑缺血动物内源性过氧化物歧化酶和谷胱甘肽过氧化物酶活性，减轻脑细胞血管通透性，有效防止再灌注损伤；抑制 Ca^{2+} 内流和细胞内 Ca^{2+} 释放介导的扩张血管作用，能减少缺血脑组织中一氧化氮生成，从而起到神经保护作用；抑制血小板激活聚集，促进纤溶，阻止血栓的形成。黄芪能够扩张血管，改善血液流变学，降低血黏度，有降压和促进神经元生长的作用。实验研究证明，中风膏具有明显降低全血黏度和血浆黏度比值、缩短红细胞电泳时间及抑制血栓形成等作用，因而可增强血液在血管中的流动度；此外，能改善微循环和解除微循环障碍，有利于细胞的营养和氧的供应。可见，中风膏从多环节、多靶点干预缺血性脑卒中的发病机制，从而达到改善患者的临床症状、提高治愈率、降低致残率的目的。本观察表明，中风膏治疗缺血性脑卒中疗效较好，安全可靠，价格低廉，值得临床应用。

中风膏治疗急性期
缺血性脑卒中临床观察

选择 2006 年 6 月 ~2007 年 6 月本院脑病科住院及门诊中医辨证属气虚血瘀证的急性期缺血性中风患者 70 例，口服中风膏治疗，获得了良好的临床疗效，现总结如下：

一、一般资料

选择中医辨证属气虚血瘀证的急性期缺血性中风患者 70 例，采用随机平行对照的方法,分为中风膏治疗组和血栓心脉宁对照组,每组各 35 例。其中治疗组男 24 例，女 11 例，平均年龄 (62.65 ± 10.84) 岁；对照组男 26 例,女 9 例，平均年龄 (60.72 ± 10.77)岁。两组患者年龄、性别、治疗前中风病积分、中风证候评分、神经功能缺损程度评分及患者总的生活能力状态评分分别经 t 检验，差异无显著性意义(P>0.05)，具有可比性。中医诊断标准参照国家中医药管理局脑病急症科研协作组起草制订的《中风诊断疗效评定标准》，西医诊断标准参照 1995 年中华医学会第四次全国脑血管病学术会议修订的血栓性脑梗死的诊断标准。纳入标准：①符合中风病病名诊断标准,同时计分起点分不低于 8 分；②符合中风病中经络及气虚血瘀证候诊断标准者；③中风病分期符合急性期；④西医诊断符合动脉粥样硬化性血栓性脑梗死且以颈内动脉系统症状和体征为主者；⑤其发病为第一次中风者；⑥自愿进行临床试验并且签署知情同意书者。排除标准：①短暂性脑缺血发作、

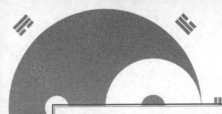

腔隙性梗死、脑出血及蛛网膜下腔出血患者;②以椎基底动脉系统症状和体征为主的动脉粥样硬化性血栓性脑梗死患者,某些特殊部位(如小脑梗死等)的动脉粥样硬化性血栓性脑梗死患者;③风心病、冠心病及其他心脏病合并房颤所引起的脑栓塞者;④为第2次中风或2次以上中风者;⑤中风病有神识昏蒙的中脏腑患者;⑥中风病发病在两周以上者;⑦18岁以下、70岁以上,妊娠或哺乳期妇女,过敏体质或对本药过敏者;⑧合并肝、肾、造血系统和内分泌系统严重原发性疾病,精神病患者,3个月内有严重出血性疾病者。

二、治疗方法

①治疗组:服用中风膏,10g/次,烊化口服,2次/d,用药28d。②对照组:服用血栓心脉宁,4粒/次,口服,3次/d,用药28d。③基础疗法:两组病例均采用基础治疗,卧床休息,保持安静,维持水与电解质平衡、酸碱平衡以及一般支持疗法;对心功能不全的患者给予强心、利尿治疗;若合并颅内压高者给予降颅压治疗;若合并糖尿病者给予正规降血糖治疗;若合并感染者给予抗生素;血压高者给予对症降压治疗。不用类似试验药物作用的中药;不用脑营养代谢药物或脑保护剂、脑代谢活化剂。

三、结果

1.安全性观察

用药过程中无因药物导致肝功能损害或白细胞、血小板减少者;对于肝肾功能、心电图在治疗前均有少数轻微异常病例存在,但治疗后无1例加重。

2.临床疗效(见表1～3)

表1　两组患者中风病疗效比较 （例）

组　别	n	临床痊愈	显效	有效	无效	有效率
治疗组	35	9	13	10	3	91.43
对照组	35	4	11	11	9	74.28

注：两组比较，P<0.05。

表2　两组患者中医证候疗效比较 （例）

组　别	n	临床痊愈	显效	有效	无效	有效率
治疗组	35	8	11	14	2	94.28
对照组	35	3	10	13	9	74.2

注：两组比较，P<0.05。

表3　两组患者临床神经功能缺损程度疗效比较 （例）

组　别	n	基本痊愈	临床痊愈	显效	有效	无效	有效率
治疗组	35	8	13	13	1	0	97.14
对照组	35	4	10	11	6	3	71.42

注：两组比较,P<0.05。

四、讨论

对中风病的病因历代医家均有阐述,有风火、痰湿、气虚、血瘀等。笔者在前人经验的基础上进行临床观察,发现缺血性中风以气虚血瘀为主。因此,治疗缺血性中风采用益气与祛瘀通络并用。中风膏是在古方"佛手散"(当归、川芎)的基础上,重用甘肃特产药材岷当归,配伍赤芍、黄芪、地龙和羌活等,具有益气通络、活血化瘀之效。

现代药理研究显示,当归中其主要水溶性成分阿魏酸具有抗氧化和自由基清除作用,通过直接清除自由基、抑制氧化反应和自由基反应,以及与生物膜结合保护膜脂质等多种机制抑制自由基对组织的损伤;同时又具有抗血小板功能,抑制其黏附、聚集、释放反应,保护血管内膜,阻止血栓形成。川芎能够有效清除氧自由基,增加脑血管疾病患者和脑缺血动物内源性过氧化物歧化酶和谷胱甘肽过氧化物酶活性,减轻脑细胞血管通透性,有效防止再灌注损伤;抑制 Ca^{2+} 内流和细胞内 Ca^{2+} 释放介导的扩血管作用,能减少缺血脑组织中一氧化氮生成,从而起到神经保护作用;抑制血小板激活聚集,促进纤溶,阻止血栓的形成。黄芪能够扩张血管,改善血液流变学,降低血黏度,有降压和促进神经元生长的作用。实验研究证明,中风膏具有明显降低全血黏度和血浆黏度比值、缩短红细胞电泳时间及抑制血栓形成等作用,因而可增强血液在血管中的流动度;此外,能改善微循环和解除微循环障碍,有利于细胞的营养和氧的供应。可见,中风膏从多环节、多靶点干预缺血性中风的发病机制,从而达到改善患者的临床症状、提高治愈率、降低致残率的目的。

祛风颗粒治疗特发性面神经麻痹的临床疗效观察

选取 2001~2008 年在甘肃省中医院门诊及脑病科就诊的特发性面神经麻痹患者 387 例，采用甘肃省中医院自制药品"祛风颗粒"治疗取得了良好疗效，现总结如下：

一、一般资料

将 387 例特发性面神经麻痹患者随机分为治疗组 197 例、对照组 190 例。治疗组中男 98 例,女 99 例；平均年龄(41.50 ± 13.76)岁。对照组中男 100 例,女 90 例;平均年龄(41.44 ± 13.40)岁。两组患者年龄、性别等临床资料比较,差异无统计学意义（P>0.05）具有可比性。

二、治疗方法

对照组予口服强地松,30mg，1 次 /d 连续 7d，随后在 7~10d 内逐渐减量；口服复合维生素 B_2 片，3 次 /d；肌肉注射维生素 B_{12}，500μg，1 次 /d;另可配合针灸治疗(发病 7d 后)及点氯霉素眼药水保护角膜。治疗组在此基础上口服祛风颗粒(批号:20120708),15g，3 次 /d。两组均以 10d 为 1 个疗程，一般治疗 2~6 个疗程。治疗 2 个月后比较疗效。

三、疗效标准评定

标准参照《周围性面神经麻痹的中西医结合评定及疗效标准

(草案)》拟定。痊愈:HB 量表 I 级；面神经麻痹程度分级评分为 100 分。显效:HB 量表 II 级；面神经麻痹程度分级评分在 75 分及以上、未满 100 分。有效:HB 量表 III 级;面神经麻痹程度分级评分在 75 分以下、50 分以上。无效:HB 量表 IV 级及以下;面神经麻痹程度分级评分 <50 分。

四、统计学方法

数据采用 SPSS13.0 统计软件进行处理,定量资料采用 t 检验,定性资料采用 X^2 检验和秩和检验,P<0.05 表示差异有统计学意义。

五、结果

1.临床疗效

两组患者临床疗效比较见表 1。

表 1　两组患者疗效比较

组别	例数	疫愈		显效		有效		无效		有效率
		例数	%	例数	%	例数	%	例数	%	%
治疗组	197	108	54.82	59	29.95	25	12.69	5	2.54	97.46
对照组	190	79	41.58	51	26.84	45	23.68	15	7.89	92.11
统计量值				Z=−3.173				X^2=5.663		
P				0.002				0.017		

由表 1 可见,治疗组痊愈率 54.82%、显效率 29.95%,对照组痊愈率 41.58%、显效率 26.84%, 两组疗效比较,差异有统计学意义（P<0.01）。治疗组总有效率（97.46%）高于对照组（92.11%),差异有统计学意义（P<0.05）。

2.肌电图(EMG)

治疗后两组患者肌电图(EMG)检查结果比较，见表 2。

表 2 两组治疗后肌电图(EMG)结果比较

组 别	例数	恢复正常		异常		X^2	P
		例数	%	例数	%		
治疗组	197	113	57.36	84	42.64		
						8.393	0.004
对照组	190	81	42.63	109	57.37		

由表 2 可见，治疗后治疗组 EMG 恢复正常者占 57.36%,对照组恢复正常者占 42.63%，两组比较，差异有统计学差异（P<0.05）。

3.两组痊愈、显效时间

患者痊愈、显效天数比较，见表 3。

表 3 两组患者显效、痊愈时间

组 别	显效/例	平均显效天数	痊愈/例	平均痊愈天数
治疗组	59	18.61±3.61	108	30.67 ±4.7
对照组	51	22.55±3.86	79	35.19±4.21

表 3 显示,治疗组平均显效天数及平均疫愈天数均小于对照组，两组比较，差异有统计学意义(P<0.01)。

六、讨论

特发性面神经麻痹病因未明，多由于病毒感染、自主神经功能不稳导致局部神经营养血管痉挛，神经缺血、水肿致使面神经在骨性面神经管内受压出现面肌瘫痪。中医称为"口眼歪斜"，认为本病是由于劳作过度，正气不足，血液亏虚，脉络空虚，营卫失调，腠理疏松，卫外不固，风寒或风热之邪乘虚侵袭人体，上窜逗留于面部，浸淫肌肤，入经中络，以致面部阳明、少阳两经经脉阻滞，经筋失养，肌肉纵缓不收而发病。故治疗时多用祛风散寒、化痰通络之法。

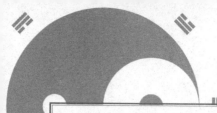

　　祛风颗粒由当归、川芎、全蝎、僵蚕、黄芪、蜈蚣、板蓝根、白芍、甘草等组成，其中当归、川芎活血养血；全蝎、僵蚕、蜈蚣祛风止痉，通络止痛；黄芪益气固表；诸药合用共奏祛风、化痰、活血、通络之功，恰中病机。现代药理学研究证明：全蝎的主要活性成分为毒蝎，促进损伤外周神经的修复、再生及功能恢复，僵蚕有抗惊厥及抑菌作用，川芎可改善微循环。近年来，面神经营养血管痉挛学说逐渐引起学术界的重视。基于这一学说，我们在组方中加入大量活血化瘀、改善微循环的药物。岷当归含有 104 种成分，是国内外当归中的上品，具有解痉止痛、镇静安神、增加免疫机制、增强机体对缺氧的耐受力、抗凝解聚作用。单味岷当归药理实验研究表明，岷当归具有显著改善微循环障碍的作用，有利于组织器官的血流灌注，促使微循环障碍病理过程的恢复。单味岷当归的急性、长期毒性实验结果，未显示毒性反应，提示大剂量岷当归的应用是安全可靠的。

　　本研究结果显示，治疗组痊愈率 54.82%、显效率 29.95%，对照组痊愈率 41.58%、显效率 26.84%，两组间疗效比较，差异有统计学意义（P<0.01）。治疗组总有效率高于对照组，差异有统计学意义(P<0.05)。说明治疗组的疗效优于对照组,表明祛风颗粒治疗特发性面神经麻痹有显著的临床疗效。治疗后治疗组 EMG 恢复正常率(57.36%)高于对照组(42.63%)，两组比较差异有统计学差异(P<0.01)。表明祛风颗粒促进面瘫患者面肌肌力的恢复。治疗组患者平均显效天数及痊愈天数均小于对照组，差异有统计学意义(P<0.01),说明祛风颗粒具有见效快的优势，可显著缩短疗程，治疗效果满意，值得临床广泛推广应用。

岷当归散穴位外敷并早期肢体训练治疗脑卒中偏瘫患者临床观察

选取 1999 年 1 月 ~2002 年 1 月就诊于我院脑病科 180 例急性脑卒中患者，在神经科常规治疗基础上予岷当归散用醋调糊穴位外敷及早期康复训练，患者治疗效果良好，现总结如下：

一、一般情况

将 180 例急性脑卒中患者，男 123 例，女 57 例；年龄 34~79 岁。按纳入标准：①首次发病的急性脑卒中住院病例，诊断均符合 1995 年全国第 4 次脑血管病学术会议的诊断标准；②经头颅 CT 或 MRI 检查证实，采用随机数字表法随机分为治疗组和对照组各 90 例，治疗组男 62 例，女 28 例，年龄在 35~78 岁，平均年龄 61 岁，脑血栓形成 36 例，腔隙性脑梗死 6 例，多发性脑梗死 16 例，脑出血 32 例，右侧偏瘫 58 例，左侧偏瘫 32 例；对照组男 61 例，女 29 例，年龄在 34~79 岁，平均年龄 60 岁，脑血栓形成 35 例，腔隙性脑梗死 5 例，多发性脑梗死 17 例，脑出血 33 例；右侧偏瘫 56 例，左侧偏瘫 34 例。经统计学处理，治疗组与对照组在性别、年龄、病情方面比较差异无显著意义 ($P>0.05$)，具有可比性。

二、治疗方法

两组患者均接受神经科常规治疗。待患者生命体征平稳 72h，神经功能缺损程度不再发展，康复治疗组即进行康复训练，

医话部分

并联合应用岷当归散用醋调糊穴位外敷。康复训练措施：良肢位；床上肢体功能训练；床上起坐训练、坐位平衡训练；站位平衡训练；步态训练；上、下楼梯训练，日常生活能力训练。以上康复训练 1 次 /d，30~45min/ 次，其余时间由家属协助患者训练，疗程 1 月，可连续进行 1~3 个疗程。岷当归散穴位外敷及穴位按压：用滚法在患肢肩部至腕部沿手阳明经滚动 5min，接着用指揉法按压尺泽、曲池、合谷等穴，继之在患肢腕部、手掌和手指用揉、摩等手法，同时配合肩、肘、腕关节屈伸及旋转活动，在用滚法作用于患侧下肢前外侧三阳经，运用拿法，以大腿内侧中部及膝部周围为重点，最后用搓法自下而上作用数次，同时配合髋、膝、踝关节的被动运动，对患肢相应穴位按压刺激结束后，取研细的岷当归末 6g 与 10ml 醋调匀成糊状敷贴于穴位上，取穴环跳、绝骨、外关、曲池、肩井，将上述穴位分成两三组交替使用，更换 1 次 /d,10 次为 1 个疗程，可应用 1~3 个疗程。评价方法：两组患者均在意识清醒时，由同一医师进行评定，首次评定在康复护理前 24h 内进行，末次评定在康复护理结束当天进行。临床神经功能缺损程度评分采用 1995 年全国第四届脑血管病会议制定的评分方法，基本治愈：神经功能缺损积分减少 90% 以上，病残程度 0 级；显著进步：神经功能缺损积分减少 46%~89%，主见残程度 1~3 级；进步：神经功能缺损积分减少 18%~45%；无变化：神经功能缺损积分增加或减少不足 18%；恶化：神经功能缺损积分增加 18% 以上。仰卧位主动髋关节活动度、下肢运动功能得分采用 Fugl-Meyer,正常为 100 分；<50 分为严重运动功能障碍；50~84 分为明显运动功能障碍；85~95 分为中度运动功能障碍；95~99 分为轻度运动功能障碍。平衡级别采用三级平衡评价法。统计计量资料采用 t 检验，计数资料采用 X^2 检验。

三、结果

1.治疗组与对照组治疗前后神经功能缺损评分结果，见表 1。

表 1　治疗组与对照组临床疗效比较结果

组别	n	治疗前	治疗后
康复组	90	23±7	12±8
对照组	90	23±7	17±8

2.治疗组与对照组临床疗效比较结果见表 2。

表 2　治疗组与对照组临床疗效评定比较

组别	n	基本治愈	显著进步	进步	无变化	恶化	总有效率
康复组	90	13/14	43/48	33/37	1/1	0	89/99
对照组	90	5/6	29/32	48/53	7/8	1	82/91

与对照组相比 $X^2=5.371$，$P=0.007(P<0.01)$。

3.治疗组与对照组治疗前后患肢髋关节 ROM 得满分人数情况见表 3。

表 3　仰卧位髋关节主动 ROM 得分

组别		内收	内旋	外展	外旋	屈髋	屈膝	踝背屈
康复组	治疗前	9	7	10	9	0	0	0
	治疗后	40	81	86	29	85	73	41
治疗组	治疗前	10	9	9	9	0	0	0
	治疗后	43	40	39	39	36	34	27

四、讨论

本研究表明，脑卒中偏瘫患者的早期康复对防止脑卒中继发性障碍，促进功能障碍的恢复及日常生活能力的提高是极为重要

医话部分

的。因此，脑卒中偏瘫患者的早期康复应被视为脑卒中急性期治疗体系的重要组成部分。本研究在偏瘫患者早期康复的同时，联合应用岷当归研细成末，用醋调成糊状敷贴患肢穴位，岷当归具活血养血、化瘀通络之效，外敷可使药力直达病所，通过遍布全身的经络与内属脏腑的联系，调和阴阳，疏通经络。岷当归含有104种化学成分，是国内外当归中的上品，其成分如新当归内脂、卜瑞费尔定甲素，以及从岷当归根中性油中提取的一种藁本内脂成分均具有广泛的药理作用。把岷当归与日本产当归比较，发现岷当归中藁本内脂含量比日本当归高21倍。岷当归具有解痉止痛、镇静安神、抗辐射、增强免疫机制、增强机体对缺氧的耐受力、促进造血、抗凝解聚等作用。岷当归还含有15种以上的微量金属元素，对调节人体正常生理活动起重要作用。单味岷当归药理实验研究表明，岷当归具有显著改善微循环障碍的作用，有利于组织器官的血流灌注，促使微循环障碍病理过程的恢复，可明显增加心肌CGMP含量，并可增强机体的细胞免疫功能。岷当归经米醋配制，所含成分的抽出率有显著增加，而且醋有很好的渗透能力，使当归的有效成分很快透过皮肤渗入体内，进入血液循环，调节气血，疏经活络，益于偏瘫患者肢体功能障碍的恢复。

补脑膏治疗
智力低下患儿临床观察

选取 1991 年 1 月~2002 年 9 月就诊于我院心脑科的 85 例小儿智力低下患者，采用补脑膏治疗，临床疗效满意，现总结如下：

一、一般资料

治疗组 85 例,男 51 例,女 34 例,年龄最小 4 个月,最大 14 岁,平均 5.8 岁；对照组 71 例,男 41 例,女 30 例,年龄最小 1 岁,最大 14 岁,平均 5.9 岁。治疗组为本院门诊及住院患儿,对照组为兰州儿童福利院患儿。4 周至 3 岁应用盖泽尔(Gesell)发育量表；4~6.5 岁应用韦克斯勒学前及小儿智能量表(小韦氏法,WPPSI)；6.5~16 岁应用韦克斯勒学龄儿童智力量表(大韦氏法,WISC–R)。诊断标准：①智力明显低于平均水平,智商(或发育商)低于人群均值减去 2 个标准差以下,即 IQ<70 以下，现国际上规定一个标准差为 15(S=15)；②适应行为缺陷：主要指个人生活和履行社会职责有明显缺陷；③必须在发育年龄,一般指 18 岁以下。本文治疗组及对照组均符合以上 3 项要求。病情程度：按智商(用 IQ 表示，3 岁以下称发育商,用 DQ 表示)测定分度。治疗组：轻度(IQ 为 55~69)20 例,中度(IQ 为 40~54)18 例,重度(IQ 为 25~39)23 例,极重度(IQ<24)16 例,边缘型(IQ 为 70~79)8 例；对照组：轻度 16 例,中度 15 例,重度 9 例,极重度 25 例,边缘型 6 例。脑 CT 示：治疗组共做 CT 32 例,示脑萎缩者 17 例,低密度软化灶者 8 例,蛛网膜囊肿者 2 例,正常者 4 例；对照组未做头颅 CT。并发症及伴

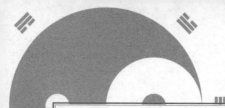

随症状治疗组：合并脑瘫 78 例；癫痫 25 例,其中全面性强直 – 阵挛发作 16 例,强直性发作 7 例,失神小发作 2 例,多动症 6 例。对照组合并脑瘫 58 例；癫痫 16 例,其中全面性强直 – 阵挛发作 10 例, 强直性发作 5 例,失神小发作 1 例。

二、治疗方法

治疗组单纯服用补脑膏(含岷当归、川芎、赤芍等,本院制剂)治疗。3 岁以下每日 0.5 ~ 1 块,3 ~ 6 岁每日 1 块, 6 岁以上每日 1 ~ 2 块，分 2 次口服。2 个月为 1 个疗程。对照组服用脑复康治疗，并配合针灸、按摩、计划训练。

三、结果

疗效评定标准：智商提高 15 分以上为显效,提高 10 ~ 14 分为好转,提高 5 ~ 9 分为有效,智力提高低于 5 或无变化为无效。结果见表1。

表 1 治疗组与对照组疗效对比[例(%)]

组 别	n	显效	好转	有效	无效	总有效
康复组	85	30 (35.29)*	19(22.35)	25(29.41)	11(12.94)	74(87.09)*
对照组	71	7 (9.86)	6(8.45)	8(11.27)	50(70.42)	21(29.58)

注：与对照组比较,*P<0.005

四、讨论

小儿智力低下属中医"五迟"、"五软"、"胎弱"范畴。多由先天禀赋不足、早产、难产或后天失养所致,治疗以补髓养肾为大法,常显示一定疗效。补脑膏为我院夏永潮主任医师所创建的"中医佛手治疗体系"中一个方剂,本方剂的特点是在古方"佛手散"的基础上重用甘肃特产药材岷当归,加赤芍、龟甲等制成,取益智醒脑、滋肾补髓之效。

　　前期研究表明，补脑膏能明显降低血液黏稠度,缩短红细胞电泳时间,对二磷酸腺苷诱导的大鼠血小板聚集有非常显著抑制作用,对二磷酸腺苷已聚集的血小板有非常明显的解聚作用,能明显增加集合毛细血管管径,增加微细血管开放数,明显延长肾上腺素引起血管收缩的潜伏期,对抗肾上腺素引起微血管闭合,可明显增加麻醉犬脑血流量,促进胸腺萎缩,使小鼠血清中凝集素和溶血素含量显著上升,对 DNCB 激发的迟发型变态反应有显著的抑制作用,使外周血中 NBT 阳性嗜中性粒细胞、粒细胞百分比显著提高,对淋巴细胞 ANAF 染色反应无明显影响。上述结果提示,补脑膏在临床治疗多种原因所致脑损害有显著疗效,可能与本品有显著改善血液流变性、增加微循环内血液与组织间的物质交换面积、保证脑的血流供应有关。由于本品对脑循环有高度选择性,从而提供了补脑膏益智醒神、疏通脑脉的理论根据。至于补脑膏治疗小儿智力低下的更深入的研究,比如从细胞的病理生理、生物化学、分子生物学等角度进行研究,是近代神经精神病学上的尖端课题,有待学者进一步研究。

医话部分

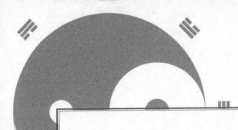

佛手养心汤治疗
中年人失眠症临床观察

选取 2013 年 12 月 1 日~2015 年 4 月就诊于我院脑病科门诊中年失眠患者 40 例，采用佛手养心汤治疗，临床疗效较佳，现将治疗情况总结报告如下。

一、一般资料

选择甘肃省中医院脑病科门诊收治的失眠症患者 80 例，按 1∶1 的比例随机分为两组。治疗组 40 例，年龄平均（45.93±1.65）岁；病程平均（6±1）个月。对照组 40 例，年龄平均（44.57±1.86）岁；病程平均（6±1）个月。两组一般资料对比，差别无统计学意义（P＞0.05），具有可比性。诊断标准按照《中药新药临床研究指导原则》中关于失眠症的标准诊断：①有失眠的典型症状：入睡困难，时常觉醒，睡而不稳或醒后不能再睡，晨醒过早，白天昏沉欲睡。睡眠不足 5h；②有反复发作史。纳入病例标准：①符合以上诊断标准；②年龄在 40~55 周岁之间；③汉密顿抑郁量表（HAMD）总分≥17 分，1 周前未使用过抗精神病药、抗抑郁药或其他作用于中枢神经系统的药物者。排除病例标准：①排除器质性疾病，如严重的肝肾损害、严重心肾疾病、恶性肌瘤等，酒精或药物依赖，既往对此类药物过敏者；②有精神疾病者（包括重度的抑郁或焦虑、严重精神分裂等）；③过敏体质，或对中药汤剂、颗粒剂型、中成药过敏者。④器质性疾病造成的失眠者。

二、治疗方法

嘱患者做到作息规律，服药期间禁止饮酒、禁止摄入茶叶、咖啡和咖啡因类的饮品。对照组给予百乐眠胶囊（扬子江药业有限集团生产）每次4粒，每日2次，口服。治疗组给予佛手养心汤，药物组成：当归30g、川芎20g、桃仁10g、丹参15g、太子参10g、玄参10g、麦冬10g、茯神10g、夜交藤30g、炙甘草15g、浮小麦30g、百合15g。均采用颗粒剂型，由甘肃省中医院制剂科提供，四川新绿药有限公司生产。温开水冲服，每次200mL，午、晚餐后30min服用。两组均连续用药28d后判定疗效。用药期间均不联用其他抗精神病药、抗抑郁药，以及任何具有催眠作用的药品。疗效判定标准参照《中药新药临床研究指导原则》中失眠症的疗效标准拟定。治愈:睡眠时间恢复正常或夜间睡眠时间在6h以上，睡眠深沉，醒后精力充沛。显效:睡眠明显好转，睡眠时间增加3h以上，睡眠深度增加。有效:症状减轻，睡眠时间较前增加不足3h。无效：失眠无明显改善或反加重者。统计采用SPSS13.0统计分析软件处理，计量资料数据以均数（$\bar{x}$）±标准差（s）表示，组间比较采用t检验；计数资料组间比较采用x^2检验；等级资料组间比较采用Ridit分析；以$P<0.05$为差别有统计学意义。

三、结果

1.两组疗效对比，见表1。

表1　两组疗效对比

组　别	例数	治愈	显效	有效	无效	总有效
康复组	40	18	12	4	6	85.00
对照组	40	7	11	6	16	60.00

经Ridit分析，u=3.11，P<0.01

2.两组治疗前后中医症候积分对比，见表2。

表2　两组治疗前后中医症候积分

组别	例数	时间	中医症候积分
治疗组	40	治疗前	20.3 ± 2.8
		治疗后	4.6± 2.0＊＊##
对照组	40	治疗前	21.5 ± 4.1
		治疗后	9.3 ± 3.2＊＊

注:与同组治疗前对比，＊＊P<0.01；与对照组治疗后对比，##P<0.01

四、讨论

中年人的工作和生活压力大，社会活动繁忙，较易产生抑郁焦虑的心境，从而出现失眠。失眠属于中医学"脏燥"、"虚烦"之范畴。烦、躁日久，心阴亏虚，阴虚导致血瘀；同时由于其压力长期得不到缓解，失眠容易转为慢性，失眠日久，产生血瘀，因此其为血瘀、阴虚、烦、躁共同致病。传统中医或者中成药均以安神为主，易忽略精神心理方面的治疗，因而不能与时俱进地适应现在人病症之治疗，特别是中年人产生的失眠。本研究结果提示：自拟方剂佛手养心汤对于中年患者失眠症的治疗疗效优于中成药百乐眠胶囊（P<0.05）。通过进一步对百乐眠的组方分析，发现其主要以滋阴清热为主，辅以安神；而对于中年人之失眠，特别是失眠日久患者，容易产生血瘀为病，中医学理论谓之"久病多瘀"；因此，在遣方用药时需加入活血化瘀之品以求获效。亦有相关的研究证实活血化瘀药物在失眠治疗中具有积极作用。佛手养心汤是在古方佛手散的基础上，合天王补心丹化裁而来。佛手散为当归、川芎共用，活血能养血，行气不散气，补中有行，行而不散，对于一身诸处之血瘀症均可酌情运用，且化瘀不伤正，补养不黏腻。药简而力宏，对于失眠日久之血瘀更

为合适。本研究所用当归为甘肃省道地药材岷当归，其为当归中之上品，可重用而无副作用。天王补心丹亦为临证治疗失眠之常用方剂，临床疗效满意。在失眠的治疗上，还应重视患者精神心理因素的致病作用：其一方面由于诸多精神心理疾病如精神分裂、强迫症、躁郁症等经常可以出现失眠；另一方面失眠患者经常会合并一些精神心理方面的疾病如抑郁或焦虑等。此时笔者认为可酌情将之归入脏躁、虚烦等范畴，因此在用药上酌加甘麦大枣汤或者百合地黄汤等，通过针对失眠日久产生的精神心理问题从中医方面予以治疗，来共同达到安神的作用。本研究的结果也证实了具有活血、滋阴、舒躁作用的中药优于滋阴清热、养阴安神之习用中成药，说明从阴虚血瘀论治同时，能兼顾除躁安神，是获效之关键所在。提示在失眠症的论治上，应该重视血瘀为病和精神心理因素并积极干预。

医话部分

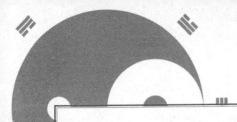

活血化瘀在脑出血急性期的应用

活血化瘀药应用于脑出血急性期一直备受争议，各家观点不一。前期动物实验证实，活血化瘀方药在防治脑出血后脑水肿形成、促进血肿吸收、改善神经机能等方面具有确切疗效。现就其理论依据、作用机制、药物选择、用药时间、病例选择、安全性及前景等问题进行探讨，以期进一步提高脑出血急性期的救治水平和效果。

一、理论依据

传统医学理论依据人们根据微观辨证提出脑出血急性期应属中医之血证，为脑中"蓄血"，并据此提出了活血化瘀治疗脑出血急性期的新观点。传统中医学理论认为"离经之血便是瘀血"。清·唐容川说："此血在身不能加于好血而反阻新血生化之机，故凡血证总以去瘀为要"，"瘀血不去,则出血不止,新血不生"。瘀血既为脑出血之病理基础，又为脑出血之病理产物,故活血化瘀为脑出血急性期治疗之关键。

现代医学理论依据：①在高血压脑出血急性期的早期,凝血机能处于亢进状态，表现为抗凝血酶Ⅲ急剧升高，之后仍维持较高水平。在临床上，脑出血急性期应用止血药无明显临床价值。反而应用活血类药物扩张微循环,增加血流量，有利于血肿的吸收。②脑出血后病灶主要的病理改变为血肿及周围的水肿带。影响神经功能缺损的关键是水肿半暗带细胞死亡及凋亡程度和范围，因而引起半暗带细胞死亡及凋亡主要是血肿压迫，局部缺血、缺氧以及由此而引起的血管通透性改变，血管活性物质、自由基产生，Ca^{2+} 超载，兴奋性氨基酸、炎性物质产生等一系列复杂病理生化过程以及红细胞裂解产物、凝血酶释放等。局部产生许多有害物质，造成脑细胞损伤的"瀑布现象"，即延续性损伤扩大，导致严重的不可逆神经功能缺失。要阻止这种"瀑布现象"，关键在于及早纠正局部缺血、缺氧状态，防止脑水肿，及时清除引起延续性损伤的各种有害因素，这一理论为脑出血早期进行活血化瘀治疗提供了理论根据。③实验室检查初步提示，脑出血急性期血液处于浓、黏、凝、聚状态，曾有研究者对急性脑出血患者进行了血液流变学检测，结果发现患者的红细胞压积、血浆黏度、全血黏度、纤维蛋白原均明显高于正常值。说明脑出血急性期存在着瘀血这一病理改变，有应用活血化瘀的客观依据。④脑出血的主要发病机制在于血管壁的变化，与凝血机制障碍无关。

二、作用机制

活血化瘀药之所以对脑出血急性期有较为确切的疗效，是因为活血化瘀药能对抗脑内血肿、脑水肿、脑组织变性坏死及其他作用：①解除脑损伤部位血管痉挛状态，提高脑血管的自动调节功能，增强损伤脑组织对缺氧的耐受性，促进神经功能恢复，缩小病灶范围；②抑制血小板聚集，调节止血与纤溶过程，使高凝状态者降低，低凝状态者上升；③改善出血灶局部的微循环，增强吞噬细胞的作用，促进颅内血肿的吸收；④降低血压，改善脑损伤部位毛细血管的通透性，减少渗出，降低脑组织含水量，使颅内压下降；⑤调节血液流变学，控制和防止中风病程中血液高黏滞综合征的发生；⑥由于活血化瘀药富含铜、锌、锰等多种微量元素，通过对机体微量元素的调节，使中风病的危险因素缓

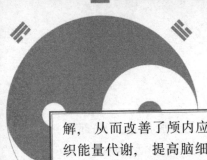

解，从而改善了颅内应激状态，使中风症状缓解；⑦改善脑组织能量代谢，提高脑细胞对缺氧的耐受性，抗自由基损伤，抗兴奋性氨基酸毒性作用，钙离子拮抗剂样作用，抑制脑内诱导型—氧化氮合酶源性—氧化氮生成。

三、药物选择

具有活血化瘀作用的单味中药常用活血化瘀中药分为 3 类：①具有养血、和血脉作用的药物，包括当归、丹参、生地黄、鸡血藤等 6 种；②具有活血、行血、通瘀作用的药物，包括川芎、红花、三七、牛膝等 20 种；③具有破血消瘀作用的药物包括峻猛者，包括大黄、水蛭、三棱、莪术等 11 种。水蛭、三棱、莪术破血作用强大，不利于止血或易引起再出血，故脑出血超早期、急性期不宜单用，配用也不宜大量；当归、丹参、生地黄、鸡血藤等和血类药物适用于脑出血恢复期血肿未完全消散而正气已伤，肢体偏废不用的症候；川芎、红花、牛膝等活血类药物配合其他药用多用于恢复期。

从近年的临床研究来看，活血化瘀在脑出血急性期的应用是安全、有效、可行的。但临床上仍有引起再出血或血肿扩大的疑虑，故在临床应用中，对患者的病情需进行认真反复评价后，只要认为安全，从小剂量开始，逐渐改为常用量，密切观察，动态监测凝血功能，良好控制血压，避免其他与再出血有关的危险因素，应该是安全可行的一种辅助疗法。活血化瘀在脑出血急性期的应用，丰富了中风病的理论内容和治疗内容。

佛手养心汤治疗
中风后抑郁经验探析

　　中风后抑郁症是指继发于中风后，除中风的各种躯体症状外，还出现以情绪低落、活动能力减退、思维功能迟滞为主要特征的一类情感障碍，是脑卒中的常见并发症之一，根据不同的临床观察，其发病率从 20%~50%不等。抑郁症的存在常严重影响患者的生活质量及神经功能的恢复。临床给予及时诊断和治疗，可减少致残率，提高生活质量，促进脑卒中的康复进程，因此对中风后抑郁症也应积极干预。

一、病因病机

　　中风后抑郁症属于中医学"郁证"的范畴，对中风后抑郁症的病因病机历代医家观点不一。《医经溯洄集·五郁论》指出："凡病之起也多由于郁，郁者，滞而不通之意。"认为因气机郁滞而致病。《丹溪心法》中提出："气血冲和，万病不生，一有拂郁，诸病生焉。"指出气血不和而致病。《景岳全书》中说："凡五气之郁，则诸病皆有，此因病而郁也。至若情志之郁，总由乎心，此因郁而病也。"将体内之郁归结为"因病致郁"，情志所伤导致的郁结成病归结为"因郁致病"。故中风抑郁属于中医学"中风"和"郁证"之合病。中风为因，抑郁是果，是其变症。因此,中风后抑郁既有中风病的特点，又有郁病的特点，病位在肝，涉及心、脾、肾。脑卒中患者因难以承受突如其来的功能障碍，产生焦虑情绪，思虑过度，忧思、郁怒伤肝而发病。情

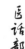

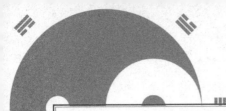

志内伤是中风后抑郁症之重要病因，脏腑虚衰是中风后抑郁症之病理基础，气血郁滞、痰凝瘀阻是中风后抑郁症之病理产物。另有学者认为中风后抑郁症的病因病机为气血逆乱、神府受损，神失所养，病位在脑。也有研究认为本病病机为肝郁血瘀，既有中风之瘀血阻滞脉络，又有肝气郁结，情志不畅，且气滞与血瘀互为因果。然而中风患者以中老年人群为主，李东垣在《医学发明·中风有三》指出："中风者，非外来风邪，乃本气自病也。凡人年逾四旬，多有此疾。"是说人年过四十肝肾之阴渐耗，肝阳独亢，化风化热，导致气血逆乱，直冲犯脑。叶天士在《临证指南医案·中风》中提出"精血衰耗，水不涵木……肝阳偏亢，内风时起"的发病机理。所以李老师认为本病属本虚标实之证，肝肾阴虚是病理基础，为本虚，阴虚则热，热灼阴血成瘀，瘀而生风，热亦生风，瘀血阻滞经脉，气机运行不畅，久而致郁，加之中风后由于各种压力导致情志不舒，气血郁滞是抑郁的诱发因素，为标实。

二、经验探析

中医诸家治疗本病多从整体入手，根据病因病机，辨证论治，将其分为诸多证型，从而运用不同的方药治疗。李妍怡主任执简驭繁，从肝肾阴虚的基本病机入手，运用佛手养心汤，养阴清热除烦，和血化瘀解郁，取得了较好疗效。佛手养心汤系佛手散、天王补心丹加减化裁而成。药物组成：当归、川芎、丹参、生地黄、玄参、麦冬、远志、夜交藤、桔梗、栀子、豆豉、炙甘草、浮小麦、大枣等。具滋阴清热、养血安神之效。方义分析：当归、川芎、丹参养血活血，生地黄、玄参、麦冬滋阴清热，远志、夜交藤、炙甘草、浮小麦、大枣、栀子、豆豉养心安神兼除烦，桔梗为舟楫，引诸药上行。运用此方的特点：①重用当归、川芎，以增强养血活血之效。当归以20g为起始量，有时用至

45g，川芎 20g 起；②瘀血明显者，加桃仁、红花；痰湿蒙窍者，加石菖蒲以醒脑化痰开窍；③气虚显著者，加用大量红芪、党参益气升阳；④阴虚火旺者用少许知母、黄柏以泻阴火。

中风后抑郁症是中风后遗症之一，由于患者的心理受挫、信心不足、配合治疗差，给中风病的治疗造成困难，给家庭、社会带来更大的负担。目前对于中风后抑郁的治疗，李妍怡主任中依据风病肝肾阴虚的病理基础，及中风后久病入络，气滞血瘀，心失所养，虚烦扰心的病机，将古方佛手散合天王补心丹及甘麦大枣汤加减化裁组成佛手养心汤，此方通过补肝肾阴血，养血活血，清热除烦，达到养血解郁、养心安神之效，临床疗效颇丰，值得推广。

中风膏联用阿托伐他汀钙片
治疗颈动脉粥样斑块临床观察

选取 2006 年 9 月 ~2009 年 8 月在我院脑病科门诊及住院部颈动脉粥样斑块患者 86 例，给予中风膏联合阿托伐他汀钙片治疗，对颈动脉斑块起到了稳定及缩小的作用，临床疗效肯定，现总结如下：

一、一般资料

2006 年 9 月 ~2009 年 8 月在我院脑病科门诊及住院部脉粥样斑块患者 86 例，均进行过颈动脉超声、血脂、肝肾功能和心电图等检查，颈动脉内中膜厚度 ≥1.2mm，随机分 3 组：中风膏组 29 例，阿托伐他汀钙组 29 例，联合治疗组 28 例。各组间比较差异无显著性($P>0.05$)，各组的基础临床资料，见下表。

表 1　3 组患者的基础临床资料

组别	n	年龄	男	高血压	冠心病	糖尿病	高脂血症	吸烟
中风膏组	29	57.2 ±10.3	20	19	17	4	26	12
阿托伐他汀钙组	29	58.7 ±12.4	17	12	19	6	26	10
联合治疗组	28	57.9 ±10.7	20	16	20	7	25	13

二、方　法

治疗方法：所有患者均常规服用拜阿司匹林 100mg，1 次/

d。根据患者的情况降压药分别选择 β 受体阻滞剂、钙离子拮抗剂、血管紧张素转换酶抑制剂或血管紧张素 II 受体阻滞剂。中风膏组在常规治疗基础上加服中风膏 5g / 次，2 次 /d。阿托伐他汀钙组在常规治疗基础上加服阿托伐他汀钙 20mg，每晚 1 次。联合治疗组在常规治疗基础上加服中风膏和阿托伐他汀钙，用法用量同上，所有患者均连续服药 6 个月。颈动脉超声检查:所有患者均于服药前和服药后 6 个月颈动脉超声检查。颈动脉内中膜厚度测定： 应用高分辨率彩色多普勒超声仪，充分暴露检查侧颈部，沿胸锁乳突肌外缘，用 12L 线阵探头检测颈动脉全程，再分别测定颈动脉分叉处、近心端 1.0cm 处和远心端 1.0cm 处的颈动脉内中膜厚度，取 3 处的平均值作为颈动脉内中膜厚度。颈动脉粥样硬化斑块积分：采用 Crous 法，分别将两侧颈动脉各个孤立的粥样斑块的最大厚度进行相加即为该患者的斑块总积分。随诊： 所有患者服药后每 1 个月来医院复诊 1 次，主要观察胃肠道反应和肝肾功能情况。统计学方法采用 SPSS10.0 统计软件包，计量资料采用 $(X \pm S)$ 表示，同组治疗前后比较采用配对 t 检验，各组间比较采用 t 检验。计数资料采用率表示，差异性检验用 X^2 检验。$P < 0.05$ 为差异有显著性。

三、结果

颈部超声检查结果：3 组用药前后自身比较，不论是颈动脉内中膜厚度还是粥样斑块积分差异均有显著性($P < 0.05$)。不论是用药前还是用药后，中风膏组和阿托伐他汀钙组间 IMT 和斑块积分差异均无显著性($P > 0.05$)。3 组间用药前两两比较颈动脉内中膜厚度和斑块积分差异均无显著性($P > 0.05$)，但用药后，联合用药组比中风膏组和阿托伐他汀钙组间 IMT 和斑块积分均明显减少，差异有显著性($P < 0.05$)。颈动脉超声检查指标，见表 2、3。药物不良反应： 差异均无显著性($P > 0.05$)，3 组均未见肌溶解病

例，见表4。

表 2　颈动脉内中膜厚度(mm)

组别	n	时间	中医症候积分
中风膏组	29	2.32 ± 0.89	1.71 ± 0.40△★★
阿托伐他汀钙组	29	2.41 ± 0.92	1.65 ± 0.56△★
联合治疗组	28	2.35 ± 0.78	1.33 ± 0.39△△

注:与服药前比较:△P<0.05，△△P<0.01；与联合治疗组比较，★P<0.05，★★P<0.01。

表 3　颈动脉粥样斑块积分 (mm)

组别	n	时间	中医症候积分
中风膏组	29	3.82 ± 2.51	3.00 ± 1.01△★★
阿托伐他汀钙组	29	4.01 ± 2.06	2.80 ± 0.91△△★
联合治疗组	28	3.97 ± 2.32	2.31 ± 0.83△△

注:与服药前比较:△P<0.05，△△P<0.01；与联合治疗组比较，★P<0.05，★★P<0.01。

表 4　3 组患者服药后的主要不良反应 (例)

组别	29	胃肠道反应	肝功能异常	肾功能异常
中风膏组	29	3	2	0
阿托伐他汀钙组	28	4	2	1
联合治疗组	29	3	3	0

四、讨论

近年来国内外研究表明，颈动脉粥样硬化与心脑血管病有密切联系，颈动脉粥样硬化是判断冠状动脉粥样硬化的相关因素，颈动脉位置表浅，易于暴露，在全身的大中动脉中具有最良好的超声显示条件，通过高频彩色超声可以清晰地了解该动脉的细微变化，为进一步了解患者的动脉粥样硬化程度、类型，观察对比用药前后动脉粥样硬化斑块的情况提供了条件。与其他检查方法相比，该法可以清晰、直观、准确地诊断颈动脉粥样斑块的部位、大小、范围、数目和质地，还具有无创、便捷、廉价的特点，可以作为中老年人颈动脉疾病筛查和治疗监测的首选方法。中风膏由岷当归、川芎、羌活、赤芍等中药组成，特点是重用甘肃道地药材岷当归，具有益气活血、化瘀通络之功效。药理学研究表明中风膏有以下作用：降低全血黏度的比值，缩短红细胞电泳时间；抑制血小板聚集，促进血小板解聚；改善微循环和解除微循环障碍；对总胆固醇、血清低密度脂蛋白胆固醇也可显著降低，减轻或消退动脉粥样硬化斑块。阿托伐他汀钙能够抑制内源性胆固醇的合成、调节血脂、保护血管内膜和抗炎等，因而能延缓或逆转颈动脉粥样硬化斑块。本研究结果显示，无论是中风膏还是阿托伐他汀钙对颈动脉粥样硬化斑块均具有一定的消退和抑制作用，但未见两药联合应用的报道。本研究采用两药联合应用发现，治疗 6 个月后，颈动脉粥样斑块均较单一用药组明显消退，随访中胃肠道反应和肝肾功能异常等不良反应均未见明显增加的情况，说明两药联合应用不仅能进一步延缓、逆转颈动脉内中膜厚度的增加，还能使斑块缩小，且不增加不良反应，值得临床上使用。

医话部分

医案部分

高血压肝阳上亢型头晕

刘某，男，65 岁。2015 年 3 月 6 日首次就诊。

主诉:间断性头晕 3 年余，加重 1 周。患者自诉 3 年前无明显诱因出现头晕、头闷，恶心，无呕吐，右耳耳鸣，遂就诊于当地诊所，测血压 190/120mmHg，给予输液治疗后症状好转，此后头晕症状反复发作，伴烦躁不安，易怒，睡眠欠佳，多梦易醒。一周前症状加重，眩晕烦躁，耳鸣口苦。既往高血压病 8 年，最高达 220/120mmHg。间断服用硝苯地平缓释片等降压药物，未常规检测血压。首诊症见：神清，精神欠佳，头晕、头闷，右耳耳鸣，听力下降，口苦口干，睡眠差，多梦易醒，食纳欠佳，二便调。西医诊断：高血压 3 级，极高危，中医诊断：眩晕，证属肝阳上亢。治宜平肝熄风、清热活血、补益肝肾。拟方佛手天麻钩藤饮加减。处方如下：当归 20g，川芎 10g，黄芩 10g，川牛膝 10g，杜仲 30g，益母草 10g，石决明 15g，栀子 10g，茯神 30g 天麻 10g，桑寄生 10g，夜交藤 15g，钩藤 10g。

7 剂，水煎服，每日 1 剂，分早晚两次温服。

同时调整降压药物为马来酸依那普利 10mg，2 次 /d 及硝苯地平缓释片 10mg，2 次 /d。嘱服药后每日继续检测血压。

7d 后复诊，服上药后诸症较前减轻，头闷重感减轻，但仍感头晕，睡眠欠佳，耳鸣，口苦。测血压 160/90mmHg。上方加龙骨 10g（先煎）、牡蛎 10g（先煎）7 剂，水煎服，每日 1 剂，分两次温服。

医案部分

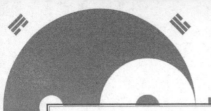

7d 后三诊：头晕、头闷症状明显减轻，仍感口微苦，时有烦躁不安，无其他不适症状。测血压 146/90mmHg。上方加龙胆草 10g、夏枯草 30g。7 剂，水煎服，每日 1 剂，分两次温服。

7d 后四诊：头晕头闷明显改善，无其他明显不适。

按语：本例患者以头晕、头闷，恶心，无呕吐，右耳耳鸣为主，最高测血压值 200/120mmHg，符合高血压病 3 级；此后头晕症状反复发作，伴烦躁不安，易怒，睡眠质量不佳，多梦易醒等症状。高血压病引起眩晕分属中医"眩晕"等范畴。李妍怡主任认为高血压病患者素体阳盛，肝阳偏亢，日久化火生风，风阳升动，上扰清窍，则发眩晕。长期忧郁恼怒，肝气郁结，气郁化火，肝阴暗耗，阴虚阳亢，风阳升动，上扰清窍，发为眩晕。此类患者发病基本病机为肝肾阴虚为本，肝阳上亢、痰浊内蕴为标，病机性质为本虚标实。治当平肝潜阳，清火熄风，方选天麻钩藤饮加减。方中君药天麻、钩藤平肝熄风；平肝潜阳，除热明目；川牛膝引血下行，合用益母草活血利水，平降肝阳；杜仲、桑寄生补益肝肾而治本；栀子、黄芩清肝降火，折其阳亢；夜交藤、茯神宁心安神；诸药合用使得平肝熄风为主，佐以清热安神、补益肝肾之法。

患者由于肾虚、肝火亢盛，故头晕、口苦，急躁易怒等症状持续存在，故加以夏枯草、龙胆草两味苦、寒，归肝胆经药，清热燥湿、泄肝胆火热，以加强清肝泻火之功。加用羚羊角平肝熄风，清肝明目以解头晕病症。患者虽临床症状得到消除，但应积极控制高血压，注意低盐低脂饮食，调畅情志。

最后需要强调的是，高血压属于终身性疾病，需要规范的降压药物治疗，防止心脑血管疾病的发生。中药的联合在一定程度上可以辅助控制血压，改善患者症状，此处更具优势，值得开发以及进一步研究。现代医学研究提示天麻钩藤饮以及活血化瘀药物等有一定的降压作用，夏枯草、茯苓、益母草等有一定的利尿作用，可以起到辅助降压的作用。

医案部分

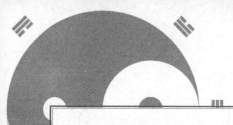

脑缺血头晕

李某，男，65岁。2014年7月14日首次就诊。

主诉：间断头晕，头昏沉2年余，加重1月。患者自诉2年前无明显诱因出现头晕、头昏沉，头闷。平素喜食瓜果冷饮，常饮浓茶，嗜酒，经常咳嗽吐痰，劳累体倦之时，咳吐痰涎更甚，上月因受感冒，时发寒热，头晕目眩，咳嗽咳痰加重，经治疗，寒热已解，咳嗽吐痰减轻，但眩晕症状逐日加重，胸脘痞闷，食少便溏，周身困倦，血压偏高，常在150~160/90~95mmHg，形体偏胖，面色㿠白，舌淡苔白腻，脉沉缓。西医诊断：①后循环缺血，②高血压2级，极高危；中医诊断：眩晕，证属痰湿中阻。治宜燥湿祛痰，健脾和胃。拟方佛手定眩汤加减。处方如下：当归20g，川芎10g，天麻10g，茯苓10g，桂枝10g，葛根15g，半夏10g，白术10g，陈皮10g，甘草5g。

7剂，水煎分服，每日1剂，分早晚两次温服。

7d后复诊：服上药后诸症较前减轻，但仍感头晕，睡眠欠佳，夜梦繁多，耳鸣，口微苦。上方加珍珠母30g（先煎）、夜交藤20g、龙骨10g（先煎）、牡蛎10g（先煎）。7剂，水煎分服，每日1剂，分早晚两次温服。

7d后三诊：头晕、头闷症状明显减轻，口微苦，无其他不适症状。上方加龙胆草10g、夏枯草10g。7剂，水煎分服，每日1剂，分早晚两次温服。

7d后四诊：头晕明显改善，无其他不适症状。上方改天麻为15g。7剂，水煎分服，每日1剂，分早晚两次温服。服药后诸证皆消，后随访未见复发。

按语：本例患者以头晕为主诉就诊，符合中医辨病"眩晕"之诊断。结合舌脉，症属痰湿中阻。本例患者中，李妍怡主任医师结合舌苔、脉象辨证为痰湿中阻，在半夏白术天麻汤的基础上配合古方佛手散并选之为君药，合桂枝葛根汤，三方合拟方为"佛手定眩汤"。方中当归、川芎共为君药，取两者合用活血养血定眩共用也。中医认为"巅顶之邪，非川芎而不能达也"，因此此处选川芎乃"脑病当用川芎"之说，其次川芎兼任本方中引经药之用；当归配合，共为君药，李主任认为当归活血养血，又能通络定眩，实乃良药。现代药理研究提示当归、川芎均能扩张脑血管，改善脑供血，并能减轻脑损害，营养脑神经等；其次合用半夏白术天麻汤，该方乃健脾化痰的基础方，而常为临床所习用。现代药理研究显示该方有着较好的对抗眩晕的作用，方中天麻同时具有多靶点的作用，既可以扩张脑血管、改善供血，还有一定的控制血压的作用，一药而多用也。半夏、白术燥湿化痰，茯苓、陈皮健脾以绝生痰之源。药合病机。然而，在临证中，李主任强调，对于后循环缺血所致的眩晕，无论何种证型，均应酌情配合活血药物以改善供血，此处亦佐证前当归、川芎之用；最后，在长期的临床实践中发现，老年患者往往伴有颈椎问题，而导致疾病的加重或者迁延不愈，此时，积极针对颈椎治疗用药也是十分必要的。李主任合《伤寒论》桂枝加葛根汤之意，选其主药桂枝、葛根入方，解除血管以及肌肉的痉挛。同时有实验研究提示，桂枝葛根汤可以促进颈椎病模型小鼠椎间盘纤维环的修复。上药共用，药物虽简而体现中医辨证之精神，因此顽疾能除。

在后诊之时，根据实时症状灵活加入相关药物，但主方不变，体现中医"效不更方"之宗旨。末诊之时，余药不变，唯独改天麻为15g，细微之处，乃天麻为治眩晕之要药，且同时有补虚作用。

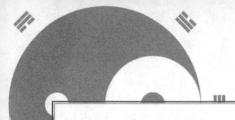

急性脊髓炎

苗某，女，37岁。1992年3月20日首次就诊。

主诉：双下肢萎软无力，伴小便潴留6d。患者于1992年3月16日曾患感冒，口服"感冒通"等药后治愈。8d后出现胸背部疼痛，并见双下肢萎软无力，在当地卫生所诊为"胆囊炎"，予"青霉素"抗炎治疗，病情未见缓解，且逐渐加重，2d后出现小便潴留，前往当地医院求治，查脑脊液正常，诊断为"急性脊髓炎"，予"氢化可的松"、"青霉素"等治疗4d，双下肢痿软、麻木症状较前加重，胸背部疼痛，有束带感，留置导尿，遂来我院求治。检查:T:36.7℃，P:19次/min，BP:110/80mmHg，神清，抬入病房，一般情况尚可，心肺(-)，颈无明显抵抗，颅神经检查未见异常，双上肢肌张力适中，肌力Ⅴ级，双下肢肌张力减低，肌力Ⅰ级，双侧肱二头肌、肱三头肌腱反射适中，双侧膝腱、跟腱反射迟纯，腹壁反射未引出，未见明显肌肉萎缩，胸2~6脊柱有轻度叩击痛，胸4以下浅感觉减退，以右侧为甚，无深感觉障碍，双Babinskis(+)。舌淡红，苔白，脉弦细。化验:血、尿、便、肝功、肾功、血糖、血沉各项检查均正常。胸椎正侧位片未见异常。脑脊液检查:120mmH$_2$O，压颈试验(+)，白细胞计数:26×10^4/L，中性:40%，淋巴:60%，氯:122mmol/L，葡萄糖:5.8mmol/L，蛋白质:0.88mg/L。西医诊断:急性脊髓炎。中医诊断为痿病。乃热病耗伤，气血亏虚，肝肾不足，兼挟瘀血阻滞，脉络不通所致。治宜补气血、益肝肾、化瘀滞。方用补脑膏，20g/

次，每日 2 次。服药 6d 后，小便可自行排出。15d 后，可扶拐杖在平路上行走。再过 20d 后，患者行走自如，步态正常，可单独上、下楼，四肢肌力达 V 级，唯感腰腹部仍有疼痛。为巩固疗效，继用补脑膏治疗 2 月余，上、下楼灵活自如，四肢腱反射对称、适中，病理反射消失，深、浅感觉正常，病愈。

按语:本例患者急性发病，经相关检查诊断为急性脊髓炎，本病往往和自身免疫的急性损害相关。病毒或者细菌的感染往往是其诱因。因此治疗除对症支持治疗外，激素的应用往往十分必要。结合相关的症状，中医学认为本病属于"痿证"范畴，乃外受风热之邪，滞于经络，伤及肝肾，则发萎废不用矣。予我科自制药品"补脑膏"以益气养血，补益肝肾，化瘀通络。药中重用甘肃道地药材岷当归，取其养血化瘀之性，辅以仙茅、仙灵脾、枸杞子、杜仲等补益肝肾，如此气血、肝肾得补，瘀滞得化，筋脉得疏，而痿症悉除。结合进一步的研究，李妍怡主任医师认为本病发为下肢萎废不用乃脊髓损伤后，下肢神经受损导致，本病乃属中医学"络病"之范畴，络病得通则除，因此，活血通络对本病的治疗有着至关重要的作用，当归、川芎、水蛭等均能通络以活血，疾病得药后除。现代药理以及实验研究提示，当归、川芎其有效成分以及水煎液有着营养神经、改善供血的作用；仙茅、仙灵脾有一定的营养神经以及抑制机体免疫的作用，可以提高机体的免疫功能；对于补脑膏的分析研究表明本药可以改善机体缺血部位的血供，营养神经，促进神经细胞的恢复等。

医案部分

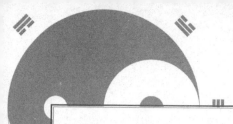

佛手定痛汤治疗偏头痛

赵某，女，53岁。2014年12月2日首次就诊。

主诉：间断性头痛4年，加重1月。患者于4年前无明显诱因出现间断性头痛，头痛位于额部，疼痛呈闷痛，疼痛与体位、时间无明显关系，服用止痛药物如去疼片、镇天丸等头痛可缓解，并有双耳耳鸣，无听力明显下降。间断治疗，头痛时发时止，一月前患者头痛加重，持续时间长，头痛如裹，发病以来无意识障碍，无昏厥、抽搐，无咳喘、气短，无腹胀、腹痛、腹泻，无大小便失禁。刻下症见神清，精神可，前额部疼痛，头闷，头重如裹，耳鸣，食纳可，二便调，夜寐差。舌淡略紫，苔薄白，脉弦涩。西医诊断：偏头痛；中医诊断：头痛，证属风邪袭脑，脑络瘀阻。治宜活血化瘀、通络止痛。拟方佛手定痛汤加减。处方如下：当归30g，川芎20g，白芍10g，僵蚕9g，白芷10g，细辛3g，羌活10g，防风12g，薄荷10g，石决明15g（先煎），柴胡10g，黄芩10g，柴胡10g，甘草5g。

7剂，水煎服200ml，每日1剂，分早晚两次空腹温服。

二诊（2014年12月13日）：服上药后诸症明显减轻，头痛发作频率减少，头昏蒙感较前减轻，发作时间缩短，耳鸣较前好转。然最近睡眠不佳。上方加夜交藤15g、珍珠母30g、蝉衣10g。7剂，水煎服，每日1剂，分两次服。

三诊（2014年12月22日）：患者明显头痛症状缓解，无其他不适症状。饮食、夜寐、食纳均佳。上方加桃仁10g、红花10g

巩固疗效，继用7剂，水煎服，每日1剂。后随访半年未见复发。

按语：患者无明显诱因反复出现间歇性头痛，头痛位于额部，疼痛呈闷痛，疼痛与体位、时间无明显关系，发病时间大于1年，符合现代医学偏头痛之诊断。中医辨病属于头痛，结合舌苔、脉象等辨证为风邪袭脑，脉络瘀阻。患者虽间断治疗，头痛时发时止，一月前加重，持续时间长，头痛如裹，食纳可，二便调，夜寐差等症状。偏头痛分属中医"头痛"范畴。李妍怡主任认为虽然之证,外感内伤皆有之。但是内风外风为诱因，而血瘀脉络贯穿头痛病的发病始终。历代医家在治疗该病时也多从肝郁化火、肝阳上亢、肾阴不足等入手进行治疗,其临床亦有一定的疗效,但以活血化瘀为主进行论治的报道较少。我们自拟佛手定痛汤即在古方佛手散(当归、川芎)的基础上重用甘肃道地药材岷当归加减化裁而成。从组方配伍来看,当归、川芎剂量为传统用量的2~3倍,共为君药,功能行气活血、化瘀通络、祛风止痛的作用。"巅顶之邪，非川芎而不能达也"，因此，川芎在此处还兼有引经药的作用；白芍敛阴缓急止痛为臣，配合君药增强其活血化瘀的作用，又可防止川芎辛散太过；白芷、防风能活利血脉、祛风止痛，羌活祛风除湿、散寒止痛，僵蚕通络止痛，细辛祛风散寒、通窍道、达巅顶，上药均为佐药，加强化瘀通络、止痛的作用；柴胡、黄芩和解少阳，配合防风可散外风；甘草为使药，顾护中焦,诸药合用，共奏活血化瘀、通络止痛之效，从而达到治疗头痛的目的。现代药理研究提示，活血化瘀类药物比如当归、川芎、红花等药物均有良好的扩张脑血管，改善脑供血的作用。同时，其含有的成分有良好的止痛作用；白芷、细辛、羌活、僵蚕等均有一定的止痛作用，有研究提示其对头痛有一定的止痛作用；白芍、甘草可以缓解肌肉紧张以及痉挛，治疗头痛引起的肌肉紧张不适等；灵活应用现代药理学研究的成果为我所用，中西医合参，疾病得处。"风为百病之长"，外感风邪，多有兼夹。患者头痛，兼见耳鸣，睡眠不佳，加夜交藤，珍珠母以安神入眠，加桃仁、红花以活血祛瘀、搜风通络。对于本例患者耳鸣的治疗，我们虽加入蝉衣缓解症状，但是李妍怡主任医师结合现代医学研究认为本病的发生往往和供血不足有一定的关系，因此积极采用活血化瘀的药物改善供血以治疗。同时，耳鸣可能是头痛的伴随症状，随着头痛的治愈，耳鸣也自然会消失。

佛手养心汤治疗神经衰弱

司某，女，68 岁。2015 年 4 月 26 日首诊。

主诉：入睡困难伴易醒 5 年，加重伴心慌、胸闷 3d。患者自诉 5 年前因情绪原因出现失眠，入睡困难，睡后易醒，当时未予重视，未予任何治疗。此后失眠频率逐渐增加，持续时间逐渐延长，每晚睡眠时间约 2h，在此期间患者前往某医院口服中药汤剂调理，我院门诊口服百乐眠胶囊，疗效欠佳。近 3d 来，患者自诉症状加重甚至彻夜难眠，伴心慌、胸闷、身体发抖。现症见神清，精神差，入睡困难，睡后易醒，伴头晕不适，自感胸闷、心慌，食纳可，二便调。舌淡，苔薄白，脉缓。西医诊断：神经衰弱；中医诊断：不寐，证属心脾两虚。治宜补益心脾、养血安神。拟方归脾汤合佛手散加减。处方：

当归 20g，川芎 10g，白术 10g，茯神 10g，郁金 10g，

远志 10g，酸枣仁 30g，黄芪 20g，党参 10g，炙甘草 15g，

浮小麦 30g，木香 5g

上方水煎分服，每日 1 剂，水煎 400ml，分早晚两次空腹温服。

二诊（2015 年 05 月 03 日）：服上药后诸症明显减轻，仍觉睡眠不佳，头晕，胸闷、心慌。上方加五味子 10g，7 剂，水煎服，每日 1 剂，分两次服。

三诊（2015 年 05 月 10 日）：睡眠质量明显改善，但睡后宜醒，有轻微头晕，胸闷，心烦，无其他不适症状。上方加夜交藤 30g、珍珠母 15g、柏子仁 10g。7 剂，水煎服，每日 1 剂。

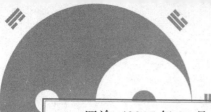

　　四诊（2015年05月17日）：睡眠质量明显改善，胸闷，心烦明显减轻，无其他不适症状。上方改夜交藤为15g。7剂，水煎服，每日1剂。服药后诸证皆消，后随访未见复发。

　　按语：患者因情绪原因出现失眠，入睡困难，睡后易醒，后失眠频率逐渐增加，持续时间逐渐延长，每晚睡眠时间约2h，近来，症状加重甚至彻夜难眠，伴心慌、胸闷身体发抖，精神欠佳。检查未见明确的器质性病变，符合现代医学神经衰弱的诊断，结合症状，中医辨病属于失眠，舌脉合参，此病变特征符合中医"思虑过度，劳伤心脾"；"思则气结……愁忧而不解则伤意。""脾藏意"等藏象学说的病理特点。李妍怡主任认为神经衰弱基本病机是脾虚血亏，心神失养，神不安舍，即思虑过度，劳伤心脾，心脾之气耗损，气虚则血虚，而心藏神，肝藏魂，心脾之气血耗伤，则心肝气血具虚化火，火为阳，生理"阳入于阴则寐，阴入于阳则寤"，而病理上神魂不安于舍，阳不得入阴，则致失眠。故气血两虚是本病的病理基础。治当补脾益气，生血养心。方选归脾汤加减，方含四君子汤，其中黄芪以益气健脾，"中焦受气取汁，变化而赤，是谓血"，则益气而补血；当归补血补阴，川芎行气活血引经引药入脑；郁金解郁安神；酸枣仁补肝胆之气，清肝胆之热，醒脾"虚则补其母"、"补母实子"则能补心，安神且除心中烦乱，远志为交通心肾，心神相通，木香振奋脾气，使脾气得解，补而不壅，滋而不腻。现代医学研究提示失眠患者往往合并有精神系统疾病，比如抑郁焦虑等。也就是说合并有郁证。因此，在此基础上李妍怡主任医师往往加入甘麦大枣汤解郁安神。补心养肝，润燥缓急，其药物偏于甘润，可调和归脾汤中补药之温燥。再加以夜交藤安神通络，珍珠母镇静安神。诸药合用，药证相合，疾病得除。现代医学研究提示，归脾汤有一定的安神作用，可以延长睡眠时间，减少觉醒次数等作用；茯神、远志、郁金等均有促进睡眠的作用。

佛手通痹汤治疗股外侧皮神经炎

患者，女，79岁。2015年2月17日首诊。

主诉：右侧大腿外疼痛、麻木1年余，加重1月。近1年来无明显诱因出现右侧大腿外皮肤麻木、疼痛，自行服用布洛芬等有时可缓解，近1月受凉后自觉症状加重，感觉减退，行走时疼痛尤甚、自服止痛药，疼痛稍减轻，但麻木无好转，停药后疼痛复发。既往有腰椎间盘突出病史。现右侧大腿外侧皮肤疼痛、麻木，伴有蚁行感。舌质淡苔白腻，脉沉细。神经系统查体：右侧大腿前外侧约2/3处浅感觉减退，深感觉正常；病理征未引出。双下肢肌电图提示：右侧股外侧皮神经传导速度减低，F波波幅传导速度减慢。西医诊断：股外侧皮神经炎。中医诊断：血痹，证属寒湿阻络。治以祛寒除湿，通络和血除痹。处方以自拟佛手痛痹汤加减：处方如下：岷当归30g，川芎20g，黄芪20g，桂枝15g，熟地15g，白芍15g，桃仁10g，红花10g，赤芍10g，川牛膝10g，伸筋草15g，独活10g,甘草5g。

7剂，水煎服，每日1剂，分两次温服。并给予口服维生素B_1、甲钴胺以营养神经。

7d后二诊：患者自觉疼痛麻木稍减轻，若不慎遇冷后仍有发作，最近睡眠差。上方加桂枝改为15g，当归改为40g，加入夜交藤30g，7剂，水煎服，每日1剂，分早晚两次温服。

7d后三诊：患者诉自觉疼痛麻木均明显好转，睡眠改善，其口干，上方桂枝改为10g，去夜交藤，改熟地为生地15g继用

医案部分

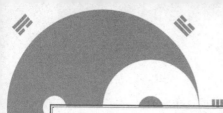

7剂，水煎服，每日1剂，分早晚两次温服。

7d后四诊：患者诉麻木、疼痛均消失，余无明显不适。原方继服5剂后，复查肌电图提示基本正常。随访至今未发作。

按语：股外侧皮神经炎又称感觉异常性股痛，主要由于股外侧皮神经损伤所致，多表现为大腿前外侧下2/3区感觉异常，如麻木、疼痛、蚁走感等，久站或走路较久后症状加剧。本病常反复发作。现代医学认为股外侧皮神经炎是由于股外侧皮神经受损所致，而股外侧皮神经受损主要见于局部受压，如腹膜后肿瘤、腹部肿瘤、妊娠子宫压迫等，其他病因如肥胖、外伤、酒精及药物中毒也可发病。因此，对本病的治疗以针对病因以及缓解症状为主，常予B族维生素以营养神经，疼痛严重者给予止痛镇静剂以缓解症状。

祖国医学无本病名，然参考《金匮要略·血痹虚劳病脉证篇》："血痹，阴阳俱微，寸口关上微，尺中小紧，外证身体不仁，如风痹状，黄芪桂枝五物汤主之。"故笔者认为该病属于"血痹"范畴。祖国医学中对于其病因病机的描述首见《金匮要略·血痹虚劳病脉证篇》："问曰：血痹病从何得之？师曰：夫尊荣人，骨弱肌肤盛，重因疲劳汗出，卧不时动摇，加被微风，遂得之。但以脉自微涩，在寸口、关上小紧，宜针引阳气，令脉和，紧去则愈。"血痹为气血不和之证，主要由于气虚感受外邪，血行不畅，血不荣养肌体，卫气虚弱，卫外不固，阳气受阻，血脉瘀阻，不通则痛。

中医认为本病多为气血不足，筋失所养，脉络不通，滞而为病，治疗当从血论治，以养血和血，通络除痹为主，以使血脉通达，气血调和，则血痹可愈。结合舌脉辨证，李妍怡主任医师认为本例属于寒湿阻络，血脉失和导致的脉络痹阻不通而发病，自拟佛手通痹汤以和血通痹求治。选古方佛手散合黄芪桂枝五物汤为主方。方中岷当归具补血、活血、和血、通络止痛之功，为活血化瘀之要药。李师认为其乃"活血养血和血第一药也"；川芎辛香行散，既可补血活血，又可行气活血为"血中气药"。当归、川芎合用可使行血而不伤血，补血而不滞血，气血通，则疼痛止；黄芪健脾益气，气得补，则血自行。桂枝温经通痹，桂枝得黄芪益气而振奋卫阳，黄芪得桂枝固表而不致留邪；白芍养血敛阴，和营止痛而通血痹，与桂枝合用调营卫而和表里；桃仁、红花可活血祛瘀，通经止痛。牛膝可祛瘀血，通血脉，引血下行达患处。熟地以滋阴养血，益精填髓，合当归又能养阴润燥，使祛瘀而不伤血；伸筋草可入筋活络，通痹止痛。甘草调和诸药。纵观全方紧扣本病气血不和，血脉瘀阻，不通则痛之病机，运用当归、川芎行气活血，祛除瘀血；黄芪、桂枝、白芍以补益正气，助气行血；熟地、桃仁、红花、川牛膝协同为用以活血化瘀，行气和血，除痹止痛；同时加入牛膝、独活除了活血止痛之外，还兼顾引药归经，直达病所；最后入甘草以调和诸药而方成。全方药证相合，用药紧扣病机，故能获效，病除之后，再图巩固，竟收全功。

　　李妍怡主任医师认为本病多与气血不和有关，兼外感风、寒、湿、热；治应以养血，活血，和血，理气为主，并辅以祛风散寒，除湿清热。自拟佛手痛痹汤效果显著，方中一大特色是大剂量使用甘肃道地药材岷当归。现代药理学研究提示：岷当归含有 104 种化学成分，是国内外当归中的上品，具有解痉止痛、镇静安神、抗辐射、增强免疫机制，增强机体对缺氧的耐受力，促进造血，抗凝解聚等作用。同时，相关的动物实验研究证实本药有促进神经生长以及营养神经的作用；川芎被称为"血中气药"，现代药理学实验研究证实川芎含有川芎嗪、阿魏酸、川芎内酯、挥发油等化学成分。川芎嗪主要有扩张微血管、改善微循环、抗自由基等作用，其中阿魏酸有镇静止痛等作用；黄芪具有提高机体免疫力、抗氧化、抗辐射、舒张血管、类激素样作用；白芍的有效成分主要为白芍总苷，通过药理学研究发现，白芍总苷具有扩张血管，抑制血小板聚集，解痉镇痛等作用；桃仁现代研究表明其中的蛋白有抗炎，抗过敏等作用，可舒张血管等作用；红花中的提取物红花黄色素可抗疲劳，镇痛镇静，可改善神经系统的缺血；牛膝现代药理学研究表明可镇痛、抗炎，伸筋草的化学成分主要含有生物碱类、三萜类、挥发油以及蒽醌类等多种成分，现代研究表明伸筋草具有抗炎镇痛、调节免疫等作用。腿疼严重，遇寒湿加重者加羌活，独活以散表寒，祛风湿，利关节，止痛；诸药合用，中西合璧，疾病得除。同时李妍怡主任医师治疗遵中医"效不更方"之旨，首方加减，每次与原方出入微小，足见其辨证之准确，对中药药理作用以及用量把握之精确。

佛手祛风汤治疗
特发性面神经麻痹（急性期）

患者陈某，男，36岁。2015年4月20日首诊。

主诉：右侧口角歪斜及右眼闭合不全3d。患者自诉3d前因劳累后出现右侧口角歪斜、漏水，伴味觉减退，右眼闭合不全，右耳后乳突区疼痛。无头晕、恶心，无肢体功能障碍。于2015年4月18日就诊于某医院门诊，被诊断为"病毒性面神经炎"，给予"利巴韦林，2片/次，3次/d；银杏叶提取物片，1片/次，3次/d；甲钴胺片，1片/次，3次/d"口服，同时"红霉素眼膏、左氧氟沙星滴眼液"外用等方案对症治疗，患者右侧口角歪斜以及右眼闭合未见好转，为求中西医结合诊治，故于今日来我院，门诊以"特发性周围性面神经麻痹（急性期）"收住我科。既往体健，无特殊病史。现症见：神志清、精神欠佳，右侧口角歪斜，右眼闭合不全，露白3mm，右侧额纹较左侧明显变浅，右侧鼻唇沟变浅，右侧耳后乳突区及颈部疼痛。饮食可，睡眠差，二便正常。舌质暗红苔白略腻，脉弦而滑。查体：右侧口角歪斜，右眼睑闭合不全，露白3mm，右侧额纹较左侧明显变浅，右侧鼻唇沟变浅，右侧耳后乳突区压痛；病理征未引出；面部肌电图提示：右面神经运动传导，口轮轧肌，眼轮轧肌记录潜伏期延长，诱发动作电位波幅均减低。上唇方肌记录潜伏期正常，诱发电位传导波幅降低；血常规提示：淋巴细胞比率44%。西医诊断：特发性周围性面神经麻痹（急性期）。中医诊断：面瘫，证属风毒袭络，面络失和。治以祛风通络，解毒和血。自拟佛手祛

医案部分

109

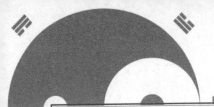

风汤加减，处方如下：岷当归 30g，川芎 20g，白附子 10g，僵蚕 15g，全蝎 5g，防风 10g，银花 15g，连翘 15g，柴胡 10g，黄芩 10g，升麻 5g，合欢花 15g（包煎），甘草 5g。

5 剂，水煎服，每日 1 剂，分两次温服。同时予以醋酸泼尼松，30mg，晨起顿服，每周递减 10mg；维生素 B_1、甲钴胺以营养神经；红霉素眼膏，晚上睡前外用以保护角膜。

7d 后复诊：患者自觉症状有所减轻，味觉恢复，耳后疼痛消失，睡眠较前好转，但仍眼睑闭合不全，露白 3mm，其多梦易醒。上方加夜交藤 30g，7 剂，水煎服，每日 1 剂，分早晚两次温服。

7d 后三诊：患者诉夜寐转佳，可稍做鼓腮，吹口哨动作，右侧额纹变浅较前好转，眼睑闭合不全，露白 2mm。然服药后偶有便溏表现。上方去夜交藤、银花，合欢花改为 10g，加茯苓 15g、白术 10g，继用 7 剂，水煎服，每日 1 剂，分早晚两次温服。

7d 后四诊：患者诉腹泻、便溏消失。眼睑露白 1mm，上方继用继服 7 剂，水煎服，每日 1 剂，分早晚两次温服。

7 日后五诊：患者诉无不适，查体：鼓腮、吹口哨等动作均可完成，右侧额纹基本恢复，右眼闭合乏力，未见露白。嘱患者适寒暑，避免风寒，上方继用 3 剂，改用我院自制药品补脑膏调理以活血化瘀，补益肝肾。后患者于 2015 年 5 月 12 日门诊复诊，症状完全消失，复查面部肌电图提示：基本正常。嘱其再服用补脑膏一周左右后停药。

按语：特发性面神经麻痹一般原因不明，可由病毒感染引起（疱疹病毒感染诱发本病时候称为 Hunt 综合征），一般预后良好，通常于起病 7~15d 后开始恢复，大多数患者可完全恢复，不留后遗症。部分恢复较慢或者疾病时间较长者，可以留有面肌痉挛等后遗症。现代医学对本病的治疗以针对病因以及营养神经，缓解症状为主，常予 B 族维生素以营养神经。

本病结合症状以及体征等，当属于中医之"面瘫"、"口癖"、"吊线风"之范畴。中医认为本病多为风邪外侵，或兼夹毒邪，上犯面部脉络，脉络瘀滞，继而为病，治疗当从风、从血共同论治，祛风通络，养血和血为主，使风邪去，毒邪除，血脉通，则脉络可正。结合舌脉辨证，李妍怡主任医师认为本例属风毒侵面络，面络失和而发病，自拟佛手祛风汤以祛风和血。选古方佛手散合牵正散为主方。方中选佛手散为君药，并重用甘肃道地药材岷当归取活血、和血，乃合"治风先治血，血行风自灭"之理论；川芎行气活血，为"血中气药"；两者合用，行不伤，补不滞，气行血行，血行气顺，合李主任"面瘫初期，血瘀为本，延至后期，肝肾始虚"之理论。同时，川芎还具引经药之功能，一药而多用。现代药理研究提示：当归、川芎均有抑制血小板聚集、改善局部缺血神经供血以及营养神经、促进受损神经恢复之作用；配合牵正散为臣药，乃治疗面瘫之常用方剂，药简而力专，三药合用乃搜风通络之功甚伟。李主任认为面瘫为病乃属"络病"也，治疗当选能入络除风通痹之品。故选虫类药僵蚕、蜈蚣为用。药理研究以及拆方研究提示该方可以促进面神经炎时候局部的渗出的吸收，并具有一定的神经保护作用。配合防风则增强祛风之功，同时以助解痉以除口癖；然在面瘫急性期，病毒感染往往是其重要的致病因素，因此，酌加清热解毒之品，如银花、连翘、柴胡、黄芩为李主任常用的清热解毒良药，有实验研究显示上述药物有着较好的体内及体外抗病毒以及抑菌作用，对常见的比如金黄色葡萄球菌、呼吸道合胞病毒以及疱疹病毒等均有一定的抑制作用，同时，对于炎症导致的渗出性病变有促进吸收的作用。故上述四者，共为佐药；最后选升麻、合欢花、甘草为使药，其中升麻除清热解毒之外，兼有引经之用，然为何同一方中竟现两药引经，李主任结合自身多年实践认为："温药当以温药为引，凉药自当凉药随行"，故选两者，温凉相合，均能引

医案部分

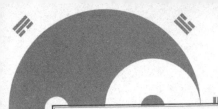

经以入面络；合欢花虽为对症用药，而失眠可用之中药甚多，此处为何独选合欢？请教后乃知，虽安神之品种类繁多，合欢花者，花蕊多而细，取类比象可入络也，乃一箭双雕之意。纵观全方，配伍精当，足见其功。

李妍怡主任医师认为面瘫为病应该分期论治，虽活血、养血、和血需贯彻病程之始终，然初期风邪、毒邪未清，故清热解毒应为要，可选二花、连翘之品；中期多责痰瘀交杂于脾胃，故当加大活血化瘀力度，并常常可以加入茯苓、白术健脾以绝生痰之源；若长久不愈，往往可以留有面肌痉挛等进入后遗症期，此时，局部经络气血亏虚，肝肾不足耳，故当去清热解毒之品，加大补益肝肾之力，常用比如黄芪、仙灵脾、菟丝子等以致病求本。此处值得一提的是，我院自制药品补脑膏则具活血化瘀、补益肝肾之功，用于恢复期以及后遗症期，疗效确切。

从本例患者来看，李主任重视辨证，并重视住院患者用药调理，往往3剂、5剂予之以方便观察。并能随着病情的变化灵活加入对症处理之品，以防矫枉过正，比如寒凉药物过度之苦寒败胃。同时由于全蝎属于有毒中药材，虽对面瘫有较好疗效，李主任临证之时往往"中病即止"，改用其他活血药物或者方剂善后以防止其毒副作用的蓄积。

最后，值得一提的是，对于特发性面神经麻痹的患者，特别是早期，往往由于有眼睑的闭合不全，容易并发干燥性角膜炎，因此李主任在治疗时候注重病患角膜之保护，细微处见精神。而在治疗以及恢复的过程中重视面部肌电图的应用以及据此预测能否完全恢复并及时调整治疗方案，使现代医学先进手段为我所用，延伸中医之四诊，乃中西医结合之典范。

糖尿病性动眼神经麻痹

患者王某，男，61岁。1985年11月5日首次就诊。

主诉：因左眼睑下垂、眼眶胀痛、复视10d，伴发麻、头晕乏力等就诊，于1985年11月5日收我院住院治疗。既往有多饮、多尿、消瘦等症，最近无外感史。体检:神志清楚，心、肺、腹检查未见异常。神经系统检查:眼底：视乳头边缘清楚，动脉反光略强。左上睑下垂,眼球外展位，内收及上下活动障碍，双侧瞳孔略小，左瞳大于右瞳，左眼直接间接光反应迟钝，其他颅神经检查未见异常。四肢肌容积、肌张力、肌力正常，双侧二、三头肌腱反射低，双膝腱反射对称、适中,双跟腱反射消失，双巴彬斯基氏征阴性，双侧指、趾关节以下痛、触、温感觉减退。实验室检查：空腹血糖10.6mmol/L,尿糖(++++),血胆固醇7.8mmol/L,甘油三酯3.5mmol/L。脑电图:广泛轻度异常脑电图。脑CT：未见明显异常。心电图:大致正常。舌黯红，苔黄腻,脉弦细。西医诊断：①糖尿病性动眼神经麻痹，②慢性多发性末梢神经炎。中医辨证:肝肾亏虚，气虚血瘀,兼夹湿热，治以益气活血、补益肝肾,佐以清化退热之品。处方如下：当归30g，川芎15g，赤芍10g，黄芪30g，水蛭10g(后下)，半夏9g，茯苓9g，陈皮9g，黄芩9g，甘草5g。

并嘱其控制饮食。服上方7剂后,眼眶胀痛大减,服至14剂，左眼睑下垂、复视减轻,眼球活动较前灵活。后湿热渐去，则去二陈汤，当归量加至45g，并加仙茅9g、仙灵脾9g以温补肾阳。经

医案部分

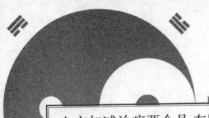

上方加减治疗两个月,左眼睑、眼球活动及瞳孔完全恢复正常,眼眶胀痛、复视等症消失,血糖降至 8.9mmol/L,尿糖(++)。动眼神经麻痹经治疗痊愈出院。

按语：糖尿病性动眼神经麻痹常突然起病,多为单侧,并伴有复视与疼痛。中医认为,患者花甲之年,气血肝肾亏虚,气不足而致血瘀,终致诸证。舌红黯为肝肾不足,气血虚衰,瘀血内阻之证,唯苔黄腻者乃夹有湿热之象。故初予补肝肾、益气血、化瘀滞、清湿热之剂。方中当归、川芎名佛手散,唐容川认为佛手散治经络脏腑诸瘀。我院曾应用佛手散,并重用岷当归治疗气虚血瘀之中风病获得良好效果。黄芪补气生血,水蛭、赤芍活血行瘀通络。水蛭一味,人们常畏其峻,我科用此药治癥证收效颇捷。半夏、茯苓、陈皮、黄芩合用清化湿热,甘草益中气并和诸药。湿热去后,去二陈汤加用仙茅、仙灵脾补益肝肾,活化气机。岷当归品质优良,尤当重用,量可至 60g,取其补血、活血、止痛之效。

中西医结合治疗
脊髓损伤验案 1 则

患者，女，51 岁，2007 年 10 月 31 日首诊入院。

患者外伤后四肢活动受限，伴胸部以下感觉障碍 7d。7d 前从高处坠落后伤及颈部，出现四肢活动受限，胸部以下感觉障碍，无昏迷及恶心呕吐。在当地医院诊治，具体用药不详，1 周后症状无改善转入本院。诊见:颈部疼痛，四肢活动受限，胸部以下感觉减退，二便失禁，舌质淡暗，脉涩。无其他不适。查体:心肺无异常，腹部无阳性体征。神经系统检查:神志清楚，精神尚可，四肢肌张力减低，肌力 I 级，深浅感觉减退，运动感觉正常，皮层感觉异常减退，四肢肌腱反射对称减弱，颈项强直，有抵抗，病理反射未引出。辅助检查：颈椎 MRI 示：颈 4～6 水平脊髓挫裂伤。治以益气活血祛瘀、温阳开窍。予以口服补脑膏。药物组成：当归、川芎、黄芪、丹参、赤芍、水蛭、石菖蒲、黄精、补骨脂、淫羊霍等，甘肃省中医院自制中药膏剂，每块 10g，每次 10g（烊化），每天 2 次，口服；灯盏花素 50mg，加入 10%GS 中静脉滴注，每天 1 次；珍肽针 60mg，加入 10%GS 中静脉滴注，每天 1 次；β－七叶皂苷钠针 20mg，加入 0.9%NS 250mL 中，静脉滴注，每天 1 次。治疗 1 周后，症状即改善。继续治疗 40d，肌张力及肌力均恢复正常，双手精细动作稍欠缺。嘱其加强精细动作训练，遂带补脑膏出院，继续调理。1 月后随访，病愈。

按:脊髓损伤是外界直接或间接因素所致。本例患者在应用

医案部分

西药治疗基础上，配合活血化瘀，补气通经之补脑膏，疗效确切。补脑膏具有补肝肾，益精髓，通经络，益气活血祛瘀，温阳开窍功效。膏中当归、川芎、黄芪益气活血，滋养脉络；丹参、赤芍、水蛭破血祛瘀，畅通经络；黄精补益阴精，益神生髓；淫羊藿、补骨脂温肾壮阳，调肝益肾；石菖蒲开窍醒神，辟秽醒脾。诸药合用，共奏补益肝肾、益气活血、祛瘀生新、通络行痹、开窍温阳之功效，在治疗中发挥了重要作用。本例脊髓损伤非手术，采用中西医结合治疗，较单纯用中医或西医治疗取效更好，可作为脊髓损伤中、后期的重要治疗方法。

补脑膏治疗
肌萎缩性侧索硬化

患者陈某，男，57岁，于2006年2月20日首次就诊。

1年前无明显诱因开始出现左上肢肌无力，伴手部肌肉萎缩,但无感觉异常,在当地口服中药(具体不详)治疗，病情无明显缓解且呈慢性进行性加重，曾在某市医院查颈椎片、头颅CT均未见异常。症见神识清楚，表情自然,肢体消瘦，双上肢骨间肌及大小鱼际肌萎缩、以左上肢明显,左手握拳无力，左上肢平举困难,伴有间歇性左上肢发凉感及手指发麻感,舌体偏胖舌质暗淡，苔薄白。查T36.3℃,P80次/min,R20次/min,BP120/70mmHg。神经系统检查神志清楚,语言流利无舌肌萎缩及肌束颤动,双上肢骨间肌及大小鱼际肌萎缩、以左上肢明显，右上肢及双下肢肌力V级、左上肢肌力Ⅲ～Ⅳ级，双下肢肌张力高，双下肢腱反射(++++)，左侧Hoffmann征阳性、Chaddock阳性,踝阵挛阳性、无浅深感觉障碍,脑膜刺激征阴性。既往体健，否认家族性遗传性疾病史及传染病史。查肝功:总胆红素(FBIL)27.0μmol/L↑,直接胆红素(D-BIL)10.0μmol/L↑,谷胺酰转肽酶(GGT)10u/L↑。血常规：血红蛋白（HGB)163.00g/L，红细胞平均血红蛋白含量(MCH) 32.40ρg，血小板平均体积（MPV）13.10fl，血小板分布宽度（PDW）18.70fl，大血小板比率（P-LCR）48.80%。2006年2月21日查肌电图示双上肢神经源性改变肌电图，左正中、尺神经MCV检查时潜伏期未引出,右正中神经MCVZ正常但电压低，右尺神经 MCV 检查时潜伏期延长、电压低。中医诊断为痿证(肝肾亏虚证)。西医诊断为运动神经元疾病(肌萎缩性侧索硬化)。用我院自制补脑膏 10g，烊化口服，一日 2 次。治疗 7d 后左上肢活动较前灵活，发凉感及手指发麻感消失，神经系统检查同前，继续原方案治疗。治疗 16d 后病情明显好转，查双上肢骨间肌及大小鱼际肌萎缩无明显改善，左上肢肌力Ⅳ级，双下肢腱反射(++)，Hoffmann 征阳性，Chaddock 阳性，踝阵挛转为阴性。余同前。后因经济拮据自动出院。

按：肌萎缩性侧索硬化(amyotrophic lateralsclerosis,ALS)是以选择性运动神经元损伤而凋亡为特点的慢性、进行性神经系统变性疾病，属中医"痿病"范畴。历代医家多将此病分为肾阴亏损、脾胃虚衰、邪伤肺金 3 型论治。本例患者由于年老体衰,肝肾亏损，髓枯筋痿,发为痿病。补脑膏是甘肃省中医院夏永潮主任精心研制的"中医佛手系列"中的方剂,是在古方佛手散(当归、川芎)的基础上组合而成,具有益精填髓、养阴活血之效。补脑膏通过急、慢毒性实验,证实无毒副作用。补脑膏对治疗运动神经元疾病有效,但确切机理尚不清楚,可能是通过对机体的调节作用，从而改善临床症状。

难治性面神经麻痹

患者张某,男,52 岁。于 1990 年 11 月 2 日入院。

自诉两个半月前,某日晚间饮酒,翌日晨起后,右侧面部表情肌瘫痪,右额纹消失,不能做皱额、眉、闭目、露齿、鼓腮等动作,进食时右齿颊间隙内滞留残渣并流涎。曾在当地医院服用中西药及采取针刺、理疗等法均未效。神经系统检查:神志清楚,双眼底正常。右额纹消失,右眼闭不全,露白 4mm,右颊肌力弱,口角偏向左侧,右鼻唇沟变浅,伸舌居中。余未见异常,舌淡黯,苔黄腻,脉弦。本证患者因醉酒汗出,致虚邪贼风上串高巅,入络阻脉。中医诊断为:面瘫病,风邪袭络兼瘀,西医诊断:周围性面神经麻痹。治当祛通路,益气活血,自拟佛手祛风汤加减如下:岷当归 30g,川芎 15g,黄芪 20g,水蛭 9g,白芍 10g,赤芍 10g,全蝎 5g,僵蚕 10g,蜈蚣 1 条,防风 10g,羌活 15g,伸筋草 15g,甘草 5g。

上方水煎,每日 1 剂,分两次温服。

随症加用天竺黄、胆南星、防风等。

服药 10 剂后,口眼歪斜减轻,右眼闭合时,上下睑缘距离为 3mm。服药 25 剂时,上下睑缘距离为 2mm。服药 60 剂时,右眼能完全闭合,额纹及口角偏斜恢复正常,病愈出院。

按语:面神经麻痹治疗一般并不难,大都在 1~2 个月内完全恢复,而此患者经中西医各疗法,均未显效。中医治疗此病,传统采用牵正散(僵蚕、全虫、白附子)加用祛风养血之品及针灸疗

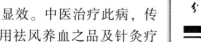

法。本案患者以佛手散(当归、川芎)，并重用甘肃道地药岷当归以治，取其养血化瘀之性，再加祛风剔邪之品，终使顽症痊愈。

压疮治验

患者郭某，男，76 岁，2008 年 5 月 20 日首诊入院。

脑出血后遗症合并压疮感染，曾在各大医院治疗效果不佳。查体：T36.7℃,P88 次 /min,呼吸 20 次 /min,血压 120/80mmHg。意识清楚,语言欠流利,右上肢屈曲位,右侧肢体肌张力增高,右侧肢体肌力 2 级,左侧肢体肌力 5 级,右侧 Babinski、Chaddock 阳性。头颅 CT 示左侧基底节区出血后软化灶形成。腰骶部 2 处 4 期压疮，一处面积 11cm × 10cm,另一处 11cm × 9cm，局部皮肤溃烂深达骨骼，伴组织坏死、脓性分泌物。让患者侧卧，暴露压疮创面,常规用生理盐水、双氧水冲洗创面，清除创面坏死组织，使其露出新鲜创面,用鼻导管将氧流量调至 4~6L/min，近距离吹30min，然后用无菌棉签蘸取养阴生肌散适量，均匀地涂擦于压疮创面上，使创面完全被药物覆盖，以红外线照射创面20min，2h 翻身 1 次，勿压压疮创面,尽量保持创面干燥，并保持创面充分暴露，每日 2 次。治疗 4 周后症状明显改善，溃烂疮面腐肉脱落，新肉生长，疮面逐渐缩小，压疮 4 期转为 3 期，红斑未完全消退。继续治疗 58d，各种实验室检查结果正常，压疮疮口基本愈合，结痂完全脱落，无异常分泌物，周围已生长正常皮肤，临床治愈。

按语：压疮是局部组织长期受压,血液循环障碍,持续缺血、缺氧、营养不良而导致的软组织溃烂和坏死。养阴生肌散主要由青黛、石膏、黄柏、冰片、蒲黄、儿茶等组成。药理分析表明，青黛对金黄色葡萄球菌有较强的抑菌作用,黄柏对金黄色葡萄球菌、溶血性链球菌、肺炎双球菌及白色念珠球菌有明显抑制作用;煅石膏有收湿、敛疮、止血作用,冰片有散郁热、火毒、透骨、消肿杀虫、止痛、止痒、除秽臭作用;蒲黄、儿茶有活血、祛腐、生肌作用。养阴生肌散能促使创面上皮组织细胞再生,促进肉芽组织生长,加快伤口愈合过程。氧是一种天然广谱抗生素,对革兰阳性菌及革兰阴性菌均有抑制作用。高流量吹氧不仅使局部氧压增大、毛细血管血氧含量增加、改善局部血液循环、促进受损细胞恢复,而且能使坏死组织氧化分解、促进周围正常细胞与氧结合、降低毛细血管压力、加速水肿消除、促进压疮创面愈合。红外线照射能促进局部血液循环,有利于组织增生修复,促进伤口愈合。同时使局部组织干燥,破坏了细菌生长繁殖的环境,减少了局部感染的机会。局部温度升高,细菌毒素在热环境中被破坏,抗体形成增多,改善了机体抗感染条件。外用养阴生肌散配合高流量氧疗、红外线照射见效快、费用低,患者易接受。

佛手定眩汤治疗眩晕

患者单某，女，67岁。2016年1月12日首诊。

主诉：头晕、恶心5d，伴颈部不适。患者于5d前无明显诱因出现眩晕、恶心，眩晕与体位、时间无明显关系；伴颈部不适感，偶有双手麻木；无耳鸣及听力下降。发病以来无意识障碍，无昏厥、抽搐，无咳喘、气短，无腹胀、腹痛、腹泻，无大小便失禁。刻下症见神清,精神可,眩晕，食纳可，二便调，夜寐差。舌红，苔薄白，脉沉细。查体：BP：146/90mmHg,神经系统未见明显阳性体征；经颅多普勒检查提示：左侧大脑中动脉血流速度减慢；同型半胱氨酸：$24\mu mol/L$；颈部血管多普勒彩超提示：①双侧颈动脉硬化并双侧颈总动脉分叉处斑块形成；②右侧锁骨下动脉内中膜增厚性改变。西医诊断：高血压病；高同型半胱氨酸血症；颈动脉硬化并斑块形成。中医诊断：眩晕，证属风痰上扰，瘀血阻络。治宜化痰熄风，活血化瘀，健脾祛湿。拟方佛手定眩汤加减。处方：当归20g，川芎10g，半夏10g，白术10g，天麻10g，陈皮10g，党参15g，茯苓15g，泽泻10g，柴胡10g，石决明15g（先煎），甘草5g。共7剂，水煎服400ml，每日1剂，分早晚2次温服。除中药外，予叶酸片每日1次，每次1片；甲钴胺胶囊每日2次，每次1粒，连服3个月后复查同型半管氨酸；拜阿司匹林每日1次，每次1片（100mg,睡前服用）；瑞舒服他汀钙每日1次，每次1片（晚饭后服）。降压药服用不变。

二诊（2016年1月19日）：服药后患者诉眩晕症状减轻，

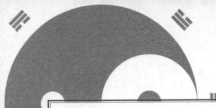

发作时间缩短。舌脉同前。守方 7 剂。

三诊（2016 年 1 月 26 日）：服药后自述眩晕明显减轻，发作次数减少，但近日睡眠不佳，故上方加夜交藤 15g、珍珠母 30g。继服 7 剂，巩固疗效。后随访未见复发。

按语：该患者以眩晕伴恶心为主要症状，查体可见血压较高，神经系统检查未见明显异常，综合各项检查，该患者可诊断为眩晕；高血压病；高同型半胱氨酸血症；颈动脉硬化并斑块形成。现代医学认为动脉硬化及颈椎病是眩晕的两大病理基础。血黏度升高、微循环障碍是眩晕发作的主要动因；椎 – 基底动脉供血不足，可导致小脑前动脉、小脑下动脉、迷路动脉、内耳动脉的血流下降、缺氧，因而出现眩晕、耳鸣、恶心呕吐、眼震、复视、共济失调等症状。随着时间的延长可使大脑皮层及脑细胞变性，神经脱髓鞘。如果血供改善，可恢复脑细胞生机。本病属中医学"眩晕"范畴，多具有反复发作或时发时止的特征，常常在精神紧张、情绪波动或疲劳后发作或加重，多由郁怒思虑太过，或饮食不节所发，肝郁脾虚，气滞湿阻，痰凝血瘀，清阳不升，浊阴上逆，则眩晕作矣。李主任认为眩晕多属痰瘀，呈发作性，发作时多由风挟痰以为病，久病成瘀，风痰为标，瘀血为本，治风先治血，血行风自灭。故治疗时除了使用熄风祛痰之药，还加大活血化瘀之力。以熄风祛痰，活血化瘀，通络定眩为治疗原则，在此理论基础和临床实践指导下，自创佛手定眩汤。佛手定眩汤是在古方佛手散（当归、川芎）的基础上重用甘肃道地药材岷当归（最大剂量用至 45g），配伍半夏、天麻、陈皮、白术、茯苓、泽泻、石决明、甘草而成。方中当归补血调经、活血止痛。川芎活血祛瘀，行气开郁，祛风止痛，有"血中气药"之称，气入血分，使血脉通畅，瘀滞消散。当归配川芎体现了补血药常配伍"行气活血"药的配伍规律，与"有形之血不能自生，生于无形之气"的中医药理论相一致；使补血而不滞血，行血而不伤血。半夏燥湿化痰，降逆止呕，消痞散结。天麻熄风止眩，平抑肝阳，祛风通络，为治风要药。白术健脾燥湿，治痰之本而绝生痰之源；泽泻泻浊祛湿；茯苓利水渗湿健脾。此三药补而不腻，利而不猛，扶正祛邪。陈皮与半夏相配健脾燥湿化痰；石决明平潜肝阳，清利头目。甘草调和诸药。诸药合用，共奏活血化痰通络，熄风止眩之功。

　　患者首诊中由于同型半管氨酸高于正常水平，故给予叶酸片和甲钴胺，并建议三个月后复查同型半管氨酸；该患者有高血压病病史，结合颈动脉彩超结果，故给予拜阿司匹林及瑞舒伐他汀钙以防止血小板聚集，并稳定斑块，建议终身服用。并嘱患者低盐、低脂、运动；并注意血压的控制。中药予佛手定眩汤以化痰熄风，活血化瘀，健脾祛湿。二诊时症状减轻，固守原方7剂，三诊时因睡眠不佳，故加用夜交藤、珍珠母以镇静安神，全方切中病机，故收良效。

医案部分

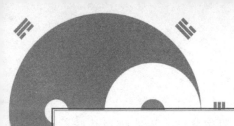

佛手通痹汤治疗周围神经病

患者高某某，男，52 岁。2016 年 1 月 19 日首诊。

主诉：右上肢、右侧食指及中指麻木 3 月，加重 1 周。患者于 3 月前无明显诱因出现右侧食指及中指麻木，连及右上肢，尤以夜间为主；偶有伴颈部不适感。刻下症见神清，精神可，食纳可，二便调，夜寐差。舌暗紫，苔薄白，脉沉涩。查体：BP：130/82mmHg，神经系统未见明显阳性体征；颈椎正侧位片提示：颈椎轻度退行性变。肌电图提示：双侧正中神经，双侧尺神经传导速度均减慢；西医诊断：颈椎病；周围神经病变。中医诊断：痹病，证属气虚血滞，瘀血阻络。治宜：益气温经，活血通痹。拟方佛手通痹加减。处方：当归 20g，川芎 10g，黄芪 30g，桂枝 10g，白芍 15g，葛根 15g，生姜 10g，熟地黄 10g，桃仁 10g，红花 5g，枳壳 15g，赤芍 10g，甘草 5g，鸡血藤 15g，共 7 剂，水煎服 400ml，每日 1 剂，分早晚两次温服。除中药外，予维生素 B_1 片每日 3 次，每次 1 片；甲钴胺胶囊每日 3 次，每次 1 粒。

二诊（2016 年 1 月 26 日）：服药后患者诉麻木症状有所减轻，若不慎遇冷后仍有发作，最近睡眠差。上方加桂枝改为 15g，当归改为 30g，继服 7 剂，巩固疗效。

按语：该患者以右侧手指及上肢麻木为主要表现，神经系统检查未见明显阳性体征，但肌电图提示双侧正中神经及尺神经受损，属西医的周围神经病变；周围性神经病是由于营养缺乏和代谢障碍、各种毒物中毒、自身免疫性疾病和炎性疾病、肿瘤等病因引起的，以四肢远端对称性的运动、感觉、植物神经和自主神经障碍的全身多数周围神经的对称损害为主要临床表现的疾病。为神经内科常见病。在祖国医学中，未见其名，但通过对其临床症状分析，应属于"血痹"的范畴。西医治疗主要采用"B族维生素"营养神经和对因对症治疗。所用药物针对性强，疗效相对单一，仍不能令患者取得非常满意的疗效。李妍怡教授结合治疗本病的临床经验，认为本病除系风邪入侵，血气痹阻不通外，还兼有瘀血阻滞，治疗除用益气温经，调和营卫之品外还应配伍活血化瘀之品，且加大活血化瘀之力，在此理论与临床实践指导下创立佛手通痹汤。当归、川芎合用可使行血而不伤血，补血而不滞血，气血通，则疼痛止；黄芪健脾益气，气得补，则血自行。桂枝温经通痹，桂枝得黄芪益气而振奋卫阳，黄芪得桂枝固表而不致留邪；白芍养血敛阴，和营止痛而通血痹，与桂枝合用调营卫而和表里；桃仁、红花可活血祛瘀，通经止痛。熟地以滋阴养血，益精填髓，合当归又能养阴润燥，使祛瘀而不伤血。甘草调和诸药。纵观全方紧扣本病气血不和，血脉瘀阻，不通则痛之病机，全方药证相合，用药紧扣病机，故能获效。

患者首诊中在西药 B 族维生素营养神经的基础上，加用中药佛手通痹汤以益气温经兼以补气活血，活血力度较大，但活血而不留瘀，祛瘀而不伤正，最终使气血条畅，发病之处得以濡养，血痹自除。首诊之后患者症状有所好转，但在遇冷后仍有发作，且睡觉较差，故在二诊中加大桂枝用量以加强温筋通脉之功，并将当归改为 30g，以加大活血化瘀的力度，并加用夜交藤以镇静安神，继服 7 剂，以巩固疗效，随访后患者对疗效满意。

医案部分

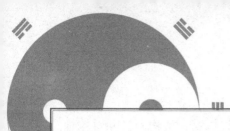

面肌痉挛

患者罗某，男，67岁。2016年1月11日首诊。

主诉：左侧面部跳动4年，加重1周。患者于4月前因面瘫后出现面部跳动，针灸治疗后，有所好转，但又复发，最近一周加重，因病情加重后心烦难耐，夜间难以入睡，遂来我院就诊。刻下症见神清，精神可，食纳可，二便调，夜寐差。舌暗紫，苔薄白，脉沉涩。查体：神经系统未见明显阳性体征；面部肌电图提示：左额肌、上唇方肌、口轮匝肌可见重复放电，其余均正常。西医诊断：面肌痉挛；中医诊断：面瞤，证属风痰阻络，血虚兼瘀。治宜：祛风化痰，养血活血，通络止痉。拟方桃红四物汤合牵正散加减。处方：当归20g，川芎20g，熟地15g，白芍15g，桃仁10g，红花10g，僵蚕10g，炙甘草15g，浮小麦30g，夜交藤30g，共7剂，水煎服400ml，每日1剂，分早晚两次温服。除中药外，予维生素B$_1$片每日3次，每次1片；甲钴胺胶囊每日3次，每次1粒。

二诊（2016年1月18日）：服药后患者诉抽动次数频率减少，心烦有所好转，入睡困难有所缓解，舌脉同前，守方7剂。

三诊（2016年1月25日）：服药后自诉心烦痊愈，睡眠质量提高，面部抽动次数明显减少，抽动间隔时间延长，故在原方的基础上去炙甘草、浮小麦，加白附子10g、柴胡15g，继服7剂，以巩固疗效。

按语：该患者以面部跳动为主要症状，结合面部肌电图结果诊断为面肌痉挛，而面肌痉挛一病属祖国医学"面瞤"范畴。它的特点是一种无痛性、有规则的阵挛性面部肌肉的抽动，通常先开始于眼轮匝肌收缩，抽动常局限眼睑或口角，严重时可扩展至一侧面部，包括颈阔肌，常为一侧性，很少两侧同时发生。李妍怡主任医师认为本例属风痰阻络，血虚兼瘀，面络失和而发病，拟桃红四物汤合牵正散加减以祛风化痰，养血活血。方中重用甘肃道地药材岷当归取活血、和血，符合"治风先治血，血行风自灭"之理论；川芎行气活血，为"血中气药"；两者合用，使气行则血行，血行则气顺。现代药理研究提示：当归、川芎均有抑制血小板聚集、改善局部缺血神经供血以及营养神经、促进受损神经恢复之作用；牵正散为乃治疗面瘫之常用方剂，药简而力专，由于该患者为面瘫后遗症引起的面肌痉挛，故去牵正散中的蜈蚣，其余两药合起搜风通络之功。桃红四物汤中桃仁、红花力主活血化瘀；以甘温之熟地、当归滋阴补肝、养血和血；芍药养血和营，以增补血之力；

　　患者初诊时予B族维生素及甲钴胺以营养神经作为基础治疗，中药给予桃红四物汤合牵正散加减，以祛风化痰，养血活血，通络止痉；首诊后患者诉抽动次数减少，心烦有所好转，入睡困难有所改善，故二诊时守前方7剂，以巩固疗效；三诊时由于患者心烦及睡眠不佳症状明显好转，故去原方中浮小麦及炙甘草，加白附子以增强祛风之功，服药后效果满意。

医案部分

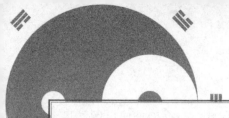

耳源性眩晕验案

患者杨某，男，49岁。2016年1月11日首诊。

主诉：头晕3年伴耳鸣，加重1周。患者于3年前出现头晕，若睡眠不佳则更易发作，发作时出现周围旋转伴耳鸣，曾服用倍他司汀后好转，停用后复发。发病以来无意识障碍，无昏厥、抽搐，无咳喘、气短，无腹胀、腹痛、腹泻，无大小便失禁。刻下症见神清，精神可，眩晕，食纳可，二便调，夜寐差。舌淡红，苔薄白，脉沉细。查体：BP：120/68mmHg，神经系统未见明显阳性体征；经头颅多普勒检查提示：右侧大脑前动脉血流速度减慢；Dix-Hallpike变位试验正常；脑干听觉诱发电位提示：左耳刺激：各波潜伏期、间期、波幅均正常；右耳刺激：V波潜伏期延长，Ⅲ-V、Ⅰ-V间期延长。西医诊断：耳源性眩晕。中医诊断：眩晕，证属风痰上扰，瘀血阻络。治宜化痰熄风、活血化瘀、健脾祛湿。拟方佛手定眩汤加减。处方：当归20g，川芎20g，半夏10g，白术10g，天麻10g，陈皮10g，党参15g，茯苓15g，泽泻10g，柴胡10g，石决明15g（先煎），灵磁石30g，蝉衣10g，夜交藤30g，珍珠母30g，甘草5g。共7剂，水煎服400ml，每日1剂，分早晚两次温服。

二诊（2016年1月18日）：服药后患者诉眩晕症状减轻，发作时间缩短。患者诉颈部不适，遂在原方基础上加白芍10g、葛根15g。继服7剂。

三诊（2016年1月25日）：服药后自述眩晕明显减轻，发作次数减少，睡眠状况好转，故守原方，以巩固疗效。后随访未见复发。

按语：该患者以眩晕伴耳鸣为主要症状，多以睡眠不佳后发作，发作时周围事物旋转，查体可见血压正常，神经系统检查未见明显异常，Dix-Hallpike变位试验正常，故排除耳石证，综合各项检查，该患者可诊断为耳源性眩晕。现代医学认为耳源性眩晕系指前庭迷路感受异常引起的眩晕。当发生迷路积水(梅尼埃综合征)，晕动症(晕舟车病)，迷路炎，迷路出血或中毒，前庭神经炎，中耳感染等都可引起体位平衡障碍，发生眩晕。本病属中医学"眩晕"范畴，多具有反复发作或时发时止的特征，常常在精神紧张、情绪波动或疲劳后发作或加重，多由郁怒思虑太过，或饮食不节所发，肝郁脾虚，气滞湿阻，痰凝血瘀，清阳不升，浊阴上逆，则眩晕作矣。李主任认为眩晕多属痰瘀，呈发作性，发作时多由风挟痰以为病，久病成瘀，风痰为标，瘀血为本，治风先治血，血行风自灭。故治疗时除了使用熄风祛痰之药，还加大活血化瘀之力。以熄风祛痰，活血化瘀，通络定眩为治疗原则，故自创佛手定眩汤。佛手定眩汤是在古方佛手散（当归、川芎）的基础上重用甘肃道地药材岷当归（最大剂量用至45g），配伍半夏、天麻、陈皮、白术、茯苓、泽泻、石决明、甘草而成。方中当归补血调经、活血止痛。川芎活血祛瘀，行气开郁，祛风止痛，有"血中气药"之称，气入血分，使血脉通畅，瘀滞消散。当归配川芎体现了补血药常配伍"行气活血"药的配伍规律；使补血而不滞血，行血而不伤血。半夏燥湿化痰，降逆止呕，消痞散结。天麻熄风止眩，平抑肝阳，祛风通络，为治风要药。白术健脾燥湿，治痰之本而绝生痰之源；泽泻泻浊祛湿；茯苓利水渗湿健脾。此3药补而不腻，利而不猛，扶正祛邪。陈皮与半夏相配健脾燥湿化痰；石决明平潜肝阳，清利头目。甘草调和诸药。诸药合用，共奏活血化痰通络，熄风止眩之功。全方切

医案部分

中病机，故收良效。

患者首诊中自诉眩晕伴耳鸣，并有睡眠不佳的症状；故中药予佛手定眩汤以化痰熄风，活血化瘀，健脾祛湿；并在该方的基础上加灵磁石、蝉衣以聪耳明目，夜交藤、珍珠母以镇静安神。二诊时患者自诉症状减轻，但有颈部不适感，故在原方的基础上加白芍、葛根以解肌止疼，继服7剂；三诊时因眩晕及睡眠不佳等症状均减轻，故守原方，疗效显著。

椎基底动脉综合征验案

患者徐某某，女，41岁。2016年1月11日首诊。

主诉：头晕、失眠伴颈肩部不适2年，加重1周。患者于2年前无明显诱因出现眩晕，眩晕与体位、时间无明显关系；伴颈部不适感，无肢体麻木；无耳鸣及听力下降。自诉容易外感，发病以来无意识障碍，无昏厥、抽搐，无咳喘、气短，无腹胀、腹痛、腹泻，无大小便失禁。刻下症见神清，精神可，眩晕，食纳可，二便调，夜寐差。舌红，苔薄白，脉沉细。查体：神经系统未见明显阳性体征；颈椎正侧位片提示：颈椎生理曲度变直；经颅多普勒检查提示：双侧大脑前动脉血流速度减慢；甲状腺功能正常；西医诊断：椎基底动脉综合征。中医诊断：眩晕，证属风痰上扰，瘀血阻络。治宜化痰熄风，活血化瘀，健脾祛湿。拟方佛手定眩汤加减。处方：当归20g，川芎20g，半夏10g，白术10g，天麻10g，陈皮10g，党参15g，茯苓15g，泽泻10g，柴胡10g，石决明15g（先煎），白芍15g，葛根15g，夜交藤30g，珍珠母30g，五味子15g，甘草5g。共7剂，水煎服400ml，每日1剂，分早晚两次温服。

二诊（2016年1月18日）：服药后患者诉眩晕症状减轻，发作时间缩短，睡眠有所好转。患者诉近日外感鼻塞，遂在原方基础上加苍耳子10g、辛夷10g、蒲公英20g、黄柏10g，以清热解毒，宣通鼻窍。继服7剂，观察疗效。

三诊（2016年1月25日）：服药后自述眩晕明显减轻，发

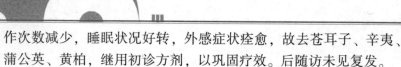

作次数减少，睡眠状况好转，外感症状痊愈，故去苍耳子、辛夷、蒲公英、黄柏，继用初诊方剂，以巩固疗效。后随访未见复发。

按语：该患者以眩晕伴肩颈部不舒为主要症状，并伴有失眠，查体可见神经系统检查未见明显异常，甲功正常即可排除甲亢引起的失眠，综合其他各项检查，该患者可诊断为椎基底动脉综合征。现代医学认为该病常见于中老年人，由于小脑及脑干依靠椎－基底动脉的供血，当椎－基动脉发生病变时，脑部血流不畅，供血不足，常出现眩晕等症状。本病属于中医"眩晕"、"厥证"等范畴。其病机常与血虚血滞，夹痰上扰，气机受阻有关。李主任认为眩晕多属痰瘀，呈发作性，发作时多由风挟痰以为病，久病成瘀，风痰为标，瘀血为本，治风先治血，血行风自灭。故治疗时除了使用熄风祛痰之药，还加大活血化瘀之力。以熄风祛痰，活血化瘀，通络定眩为治疗原则，故自创佛手定眩汤。佛手定眩汤是在古方佛手散（当归、川芎）的基础上重用甘肃道地药材岷当归（最大剂量用至 45g），配伍半夏、天麻、陈皮、白术、茯苓、泽泻、石决明、甘草而成。方中当归补血调经、活血止痛。川芎活血祛瘀，行气开郁，祛风止痛，气入血分，使血脉通畅，瘀滞消散。当归配川芎体现了补血药常配伍"行气活血"药的配伍规律；使补血而不滞血，行血而不伤血。半夏燥湿化痰，降逆止呕，消痞散结。天麻熄风止眩，平抑肝阳，祛风通络，为治风要药。白术健脾燥湿，治痰之本而绝生痰之源；泽泻泻浊祛湿；茯苓利水渗湿健脾。此 3 药补而不腻，利而不猛，扶正祛邪。陈皮与半夏相配健脾燥湿化痰；石决明平潜肝阳，清利头目。甘草调和诸药。诸药合用，共奏活血化痰通络，熄风止眩之功。切中病机，故收良效。

患者首诊中自诉眩晕伴肩颈部不适，并有失眠的症状；故中药予佛手定眩汤以化痰熄风，活血化瘀，健脾祛湿；并在该方的基础上加葛根、白芍以解肌止疼，加夜交藤、珍珠母、五味子以滋阴降火，镇静安神，患者服药后眩晕症状减轻，发作时间缩短，睡眠情况好转。二诊时患者自诉有外感症状，故在原方的基础上加苍耳子、辛夷以宣通鼻窍；蒲公英、黄柏以清热解毒，继服7剂，观察疗效；三诊时因眩晕及睡眠不佳等症状均减轻，外感症状痊愈，故去苍耳子、辛夷、蒲公英、黄柏，守初诊时原方，巩固剂，治疗疗效显著。

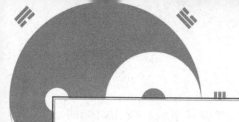

高血压之眩晕验案

患者谭某某，女，49 岁。2016 年 1 月 12 日首诊。

主诉：头痛、头晕 5 年，加重 1 月。患者于 5 年前无明显诱因出现头晕，伴耳鸣、眼花；发病以来无恶心呕吐，无口角歪斜，无饮水呛咳，无吞咽困难，无意识障碍，无昏厥、抽搐，无咳喘、气短，无腹胀、腹痛、腹泻，无大小便失禁。曾就诊于社区卫生院诊断为"高血压"，先后给予卡托普利片、缬沙坦胶囊、吲达帕胺等药物，血压控制均不平稳，遂来我院寻求中医治疗。刻下症见神清，精神可，眩晕，食纳可，大便干燥，夜寐差。舌红，苔黄腻，脉弦有力。查体：BP：180/90mmHg，神经系统未见明显阳性体征；经颅多普勒检查提示：右侧大脑中动脉血流速度减慢；颈部血管多普勒彩超提示：双侧颈动脉硬化并双侧颈总动脉分叉处斑块形成。西医诊断：高血压病；颈动脉硬化并斑块形成。中医诊断：眩晕，证属肝阳上亢。治宜平肝潜阳，滋阴清热，补益肝肾。拟方佛手钩藤饮加减。处方：当归 30g，川芎 20g，天麻 10g，钩藤 10g，杜仲 15g，牛膝 12g，石决明 15g（先煎），桑寄生 10g，益母草 10g，黄芩 10g，夜交藤 15g，茯神 10g。共 7 剂，水煎服 400ml，每日 1 剂，分早晚两次温服。除中药外，西药予拜阿司匹林每日 1 次，每次 1 片（晚饭后服）；瑞舒服他汀钙每日一次，每次 1 片（晚饭后服）。同时调整降压方案为硝苯地平缓释片 10mg，2 次 /d；马来酸依那普利 10mg，2 次 /d。嘱服药后每日监测血压。

二诊（2016年1月19日）：患者服上药后诸症明显减轻，仍觉头晕；头痛较前减轻，睡眠不佳，耳鸣，口苦。测血压160/94mmHg。上方加龙骨10g（先煎）、牡蛎10g（先煎）、珍珠母30g、五味子15g，共7剂，水煎服，每日1剂，分两次服。

三诊（2016年1月26日）：患者头晕、头痛症状明显减轻，口微苦；偶有急躁易怒等情绪，无其他不适症状。血压150/90mmHg。上方加龙胆草10g、夏枯草30g。7剂，水煎服，日1剂。

四诊（2016年2月2日）：头晕明显改善，无其他不适症状。7剂，水煎服，日1剂。服药后诸证皆消，后随访症状未见复发。诉自测血压在正常范围内。

按语：该患者以眩晕伴头痛为主要症状，伴有耳鸣，眼花，测得患者血压为180/90mmHg，神经系统检查未见明显异常，综合各项检查，该患者可诊断为眩晕；高血压病；颈动脉硬化并斑块形成。现代医学认为高血压病的病因多为遗传因素、精神和环境因素、年龄因素、生活习惯因素等。早期可能无症状或症状不明显，常见的是头晕、头痛、颈项板紧、疲劳、心悸等。多会在劳累、精神紧张、情绪波动后发生血压升高，并在休息后恢复正常。随着病程延长，血压明显的持续升高，并逐渐出现各种症状以及并发症。本病属中医学"眩晕"范畴，多具有反复发作或时发时止的特征，若辨证属肝火上扰，可以用天麻钩藤饮化裁；本方为平肝降逆之剂。李妍怡主任认为高血压病患者中素体阳盛，肝阳偏亢，日久化火生风，风阳升动，上扰清窍，则发眩晕。此类患者不论是新发还是久之发病基本病机都为肝肾阴虚为本，肝阳上亢、痰浊内蕴为标，病机性质为本虚标实。治当平肝潜阳，清火熄风，方选天麻钩藤饮加减。方中君药天麻、钩藤平肝熄风；石决明平肝潜阳，除热明目；川牛膝引血下行，合用益母草活血利水，平降肝阳；杜仲、桑寄生补益肝肾而治本；栀子、黄

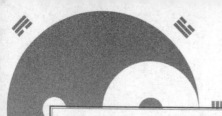

芩清肝降火，折其阳亢；夜交藤、茯神宁心安神；诸药合用使得平肝熄风为主，佐以清热安神、补益肝肾之法；而李主任又认为久病多瘀血，故在天麻钩藤饮的基础上合用古方佛手散（当归、川芎），并重用甘肃道地药材岷当归（最大剂量用至45g），方中当归补血调经、活血止痛。川芎活血祛瘀，行气开郁，祛风止痛，有"血中气药"之称，气入血分，使血脉通畅，瘀滞消散。当归配川芎体现了补血药常配伍"行气活血"药的配伍规律，使补血而不滞血，行血而不伤血。诸药合用，共奏活血化痰通络，熄风止眩之功。

患者在初诊中给予中药佛手钩藤饮以平肝潜阳，滋阴降火并兼活血。二诊时症状减轻，但仍有头痛，耳鸣，口苦，睡眠不佳等症状，固在原方的基础上加用龙骨，牡蛎以加强补益肝肾的作用，并加珍珠母，五味子以滋阴潜阳，镇静安神；三诊时患者上诉症状均减轻，但仍有心烦易怒等症状，故加以夏枯草、龙胆草两味苦、寒，归肝胆经药，清热燥湿、泄肝胆火热，以加强清肝泻火之功；四诊时诸症皆消，故守方7剂以巩固疗效，随访后未见复发，故收良效。

由于高血压属于终身性疾病，需要规范的降压药物治疗，防止心脑血管疾病的发生。该患者有高血压病病史，结合颈动脉彩超结果，故给予拜阿司匹林及瑞舒伐他汀钙以防止血小板聚集，并稳定斑块，建议终身服用。并嘱患者低盐、低脂、运动；注意血压的控制。

肢体无力验案

患者程某某，女，74岁。2015年10月19日首诊。

主诉：四肢无力1年，加重1月余。患者于1年前无明显诱因出现四肢无力，行走时向一侧倾斜，站立时向后倾倒，偶有肢体麻木，大小便障碍，意识丧失等症状，曾就诊于当地医院，给予中药汤剂口服（具体用药不详）症状未见明显缓解，1月前上述症状逐渐加重，遂来我院诊治。刻下症见神清，精神可，食纳可，四肢无力，头晕，乏力，二便调，夜寐差。舌暗淡，苔薄白，脉缓无力。查体：BP：148/88mmHg，神经系统未见明显阳性体征。西医诊断：肢体无力。中医诊断：痿病，证属气虚血滞，瘀血阻络。治宜：补气活血通络。拟方补阳还五汤加减。处方：当归20g，川芎20g，黄芪30g，地龙10g，红花10g，桃仁10g，赤芍10g，共7剂，水煎服400ml，每日1剂，分早晚两次温服。

二诊（2015年10月26日）：服药后患者诉麻木症状有所减轻，遇冷后仍有发作，最近睡眠差。上方当归改为30g，加桂枝15g、夜交藤15g、珍珠母30g，继服7剂，巩固疗效。

三诊（2015年11月2日）：服药后患者自诉症状有所好转，但仍有肢体痿软无力之感，故在原方基础上加伸筋草15g、鸡血藤30g，以观察疗效。

四诊（2015年11月9日）：患者诉服药后上诉症状有所缓解，舌脉不变，故守方7剂，以巩固疗效。

医案部分

按语：该患者以四肢无力为主要表现，神经系统检查未见明显阳性体征；该病在祖国医学中，属"痿病"的范畴。痿病系指外感或内伤，使精血受损，肌肉筋脉失养以致肢体弛缓、软弱无力，甚至日久不用，引起肌肉萎缩或瘫痪的一种病症。李妍怡教授结合治疗本病的临床经验，认为本病除系外邪入侵，气血不能荣养筋脉，而导致肢体痿软无力，本病日久而成，故常兼有瘀血阻滞，治疗应用补气为主，活血通络为辅，且加大活血化瘀之力，故选用补阳还五汤加减。本方重用生黄芪，补益元气，意在气旺则血行，瘀去络通，为君药。当归尾活血通络而不伤血，用为臣药。地龙通经活络，力专善走，周行全身，以行药力，亦为佐药。赤芍、川芎、桃仁、红花协同当归尾以活血祛瘀；本方重用补气药与少量活血药相伍，使气旺血行以治本，祛瘀通络以治标，标本兼顾；且补气而不壅滞，活血又不伤正。合而用之，则气旺、瘀消、络通，纵观全方紧扣本病病机，全方药证相合，用药紧扣病机，故能获效。

患者首诊中用中药补阳还五汤以补气兼活血通络，且活血力度较大，但活血而不留瘀，祛瘀而不伤正，最终使气血条畅，发病之处得以濡养。首诊之后患者症状有所好转，但在遇冷后仍有发作，且睡眠较差，故在二诊中加用桂枝以加强温筋通脉之功，并将当归改为30g，以加大活血化瘀的力度，并加用夜交藤、珍珠母以镇静安神，继服7剂；三诊时患者诉各症状有所好转，但肢体痿软无力依旧，故在原方基础上加鸡血藤以活血舒筋，伸筋草以舒筋活络，继服7剂，以观察疗效；四诊时患者自诉服药后症状得以改善，为巩固疗效，继服7剂，随访后患者对疗效满意。

佛手定痛汤治疗头痛

患者韩某某，男，57 岁。2015 年 11 月 9 日首诊。

主诉：头痛间断发作 10d，加重 2d。患者于 10d 前无明显诱因出现头痛，以枕部胀闷痛为主，无明显恶心呕吐，无胸闷气短，无肢体功能障碍，当时未予重视，未做任何治疗。此后头痛反复发作，于 2d 前加重，为求系统诊治，遂来我院；刻下症见神清，精神欠佳，乏力，枕后头部疼痛，时有心悸，食纳可，二便调，夜寐差。舌淡苔白，脉沉细。查体：BP：140/90mmHg，神经系统未见明显阳性体征。西医诊断：头痛。中医诊断：头痛病，证属寒瘀阻络证。治宜：活血化瘀，通络止痛。拟方佛手定痛汤。处方：当归 20g，川芎 20g，白芍 10g，僵蚕 9g，白芷 10g，细辛 3g，羌活 10g，防风 12g，薄荷 10g，石决明 15g（先煎），柴胡 10g，黄芩 10g，甘草 5g。共 7 剂，水煎服 400ml，每日 1 剂，分早晚两次温服。

二诊（2015 年 11 月 16 日）：服药后患者诉头痛症状有所减轻，若不慎遇冷后仍有发作，最近睡眠差。当归改为 30g，加夜交藤 15g、珍珠母 30g，继服 7 剂，巩固疗效。

三诊（2015 年 11 月 23 日）：服药后患者自诉头痛次数有所减少，睡眠质量有所提高，但后颈部不舒，故在原方基础上加白芍 15g、葛根 15g，以观察疗效。

四诊（2015 年 11 月 30 日）：患者诉服药后头痛明显好转，睡眠情况有所改善，舌脉不变，故继服 7 剂，以巩固疗效。

医案部分

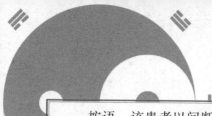

按语：该患者以间断头痛为主要表现，疼痛部位为后枕部为主，神经系统检查未见明显阳性体征，疼痛与体位、时间无明显关系，符合现代医学头痛之诊断；该病在祖国医学中，属"头痛"范畴。其基本病机可以归纳为不通则痛和不荣则痛。外感头痛为外邪上扰清窍，壅滞经络，脉络不通。内伤头痛与肝、脾、肾三脏的功能失调有关。因脑为髓之海，依赖于肝肾精血充养及脾胃运化水谷精微，输布气血上充于脑。外感头痛属表属实；内伤头痛中气血亏虚、肾精不足之头痛属虚证，肝阳、痰浊、瘀血所致之头痛多以实为主。外感头痛一般病程较短，预后较好；内伤头痛大多起病较缓，病程较长，病机较为复杂。虚实在一定条件下可以相互转化，各种头痛迁延不愈，病久入络，又可转变为瘀血头痛。佛手通络汤是李妍怡主任根据"久病必瘀"、"久病入络"的实践经验，以及"高巅之上，唯风可到"的学术思想，认为此类头痛以风、瘀为主要病因病机，在古方佛手散（当归、川芎）基础上重用甘肃道地药材岷当归45g，配伍白芷、细辛、羌活、柴胡、白芍、全蝎、蜈蚣、僵蚕、甘草等而成，当归、川芎剂量为传统用量的2~3倍，为君药，主要发挥行气活血、化瘀通络、祛风止痛的作用；白芍敛阴缓急止痛为臣，配合君药增强其活血化瘀的作用，又可防止川芎辛散太过；白芷能祛风止痛，羌活祛风除湿、散寒止痛，细辛祛风散寒、通窍道、达巅顶，柴胡疏肝理气，解表退热，僵蚕、蜈蚣、全蝎入络搜风，通络止痛，上药共为佐使，且白芷、细辛、羌活、柴胡分别为阳明经、少阴经、太阳经、厥阴经和少阳经之引经药，使药力直达痛所，加强祛风、化瘀、通络、止痛的作用；甘草为使药，顾护中焦，调和诸药。各药合用从而达到治疗头痛的目的，纵观全方紧扣本病病机，全方药证相合，用药紧扣病机，故能获效。

患者首诊中用中药佛手定痛汤以活血化瘀，通络止痛，且活血力度较大，但活血而不留瘀，祛瘀而不伤正，最终使气血条畅，发病之处得以濡养。首诊之后患者头痛症状有所好转，但在遇冷后仍有发作，且睡眠较差，故在二诊中将当归改为 30g，以加大活血化瘀的力度，并加用夜交藤、珍珠母以镇静安神，继服 7 剂；三诊时患者诉头痛症状及睡眠质量均有所好转，但仍有颈部不舒，故在原方基础上加白芍、葛根以解肌止痛，继服 7 剂，以观察疗效；四诊时患者诉服药后各个症状得以好转，为巩固疗效，继服 7 剂，随访后患者对疗效满意。

医案部分

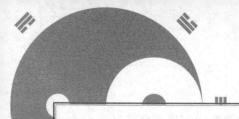

佛手通脉汤治疗脉管炎

患者张某，男，44岁，2015年9月18日初诊。

主诉：右足各趾溃烂1年余，左足第四趾发黑、溃烂数月。曾于多处西医治疗无果或反复。食纳可，睡眠可，二便调，舌质暗红，苔黄，脉沉细。双下肢血管彩超提示脉管炎。中医诊断为痹证，气虚血瘀兼有湿热，西医诊断为脉管炎。治以益气通脉，活血化瘀，清热利湿为主，方用自拟佛手通脉汤加减。处方：当归30g，川芎20g，丹参10g，桂枝10g，黄芪30g，赤芍15g，独活10g，伸筋草15g，三棱10g，莪术10g，蒲公英20g，败酱草20g，苍术15g，黄柏15g，牛膝10g，甘草10g。水煎分服，每日1剂。

二诊（2015年9月28日）：服上方7剂后，双足各趾溃烂有结痂倾向，上方当归加至45g，加连翘15g、玄参15g，水煎分服，每日1剂。

三诊（2015年11月9日）：服上方7剂后，双足各趾溃烂面部分干燥、结痂，上方当归加至60g。继服14剂后，溃疡愈合。

按语：本例患者西医诊断是明确的，但是治疗上存在一定的困难，曾多次求诊未果。结合患者面诊时候情况以及当时舌苔、脉象等，中医辨证总体属于血瘀之证，兼有气虚。但是治疗的关键在于不能忽略湿热之邪的存在，湿邪下扰，疮口不收。本方以佛手散合三妙散为主方，活血清热利湿并重，更加黄芪益气能生肌，治病必求于本。由于疾病日久，瘀血较重，因此首诊用三棱、莪术破除恶血；公英、败酱加强三妙散清热利湿之力；丹参能助活血养血之功，其性偏平，温凉均相宜；桂枝通络乃常用之药，温阳能防寒凉太过；李师在用药之时，最喜引经药之应用，认为引经药乃一方之精妙所在，往往能达到事半而功倍之效。因此伸筋草、独活皆为此用。纵观全方，辨证准确，用药恰到好处，因此能首诊而获效。在复诊中，逐渐加大当归用量亦为李师用药之特色，突出李师养血活血并重的思想，而当归平和，能担首功。

医案部分

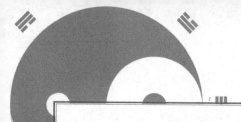

佛手痛痹汤治疗腕管综合征

患者王某，男，47岁，2016年1月18日初诊。

主诉麻木不适数月，食纳可，睡眠可，二便调，舌质暗红，苔白，脉细涩。肌电图提示：双侧腕管病变。中医诊断为痹证，气虚血瘀，西医诊断为腕管综合征。治疗给予维生素 B_1 10mg，口服，3次/d，甲钴胺胶囊 0.5mg，口服，3次/d 营养周围神经，中药治以益气养血，活血化瘀为主，方用佛手通痹汤加减。处方如下：当归 20g，川芎 10g，桃仁 10g，红花 5g，赤芍 10g，炒白芍 15g，柴胡 15g，枳壳 10g，桑枝 15g，熟地黄 15g，黄芪 20g，桂枝 10g，木瓜 15g，伸筋草 15g，鸡血藤 15g，首乌藤 15g。

二诊（2016年1月25日）：诸证较前好转，麻木减轻，舌质红，苔黄，脉沉细。上方加羌活 10g，继续服 15 服后症状基本消失。

按语：腕管综合征为骨科以及神经科常见疾病，在本案中，痹证之诊断明确，合四诊，气虚血瘀辨证合理，方用佛手通痹汤化裁。本方乃佛手散合桃红四物汤以及黄芪桂枝五物汤共同加减而来。融活血益气通络为一方。其中佛手、四物之属养血活血；柴胡、枳壳有血府逐瘀之意，取其意而不全其方乃中医之特色；加鸡血藤以强养血之力，木瓜、伸筋草、首乌能奏通络之功；黄芪桂枝五物汤益气能和营卫，益气兼能温阳；最后需要强调引经药桑枝、羌活等的又一次应用。李师认为益气温阳与活血化瘀能相辅相成用于诸多神经系统疾病的诊治。佛手通痹汤是李妍怡主任医师治疗周围神经病变的常用方剂，临床应用疗效颇佳，主要得益于李师对本病病因病机的认识以及合理的融合组方，对于周围神经病变的治疗，李师强调：不但应该注意辨证论治，中药四气五味寒热温凉，对于患者症状的改善亦十分重要，因此像伸筋草、木瓜、桑枝等可以改善麻木、疼痛症状的药物要大胆使用，并不受辨证之约束。实践也证明了其有效性。现代医学研究表明：方中所用活血化瘀药物如当归、川芎等均有一定的营养神经作用；桃红四物汤、黄芪桂枝五物汤等方剂的研究表明对周围神经病变以及神经损伤的修复也是有一定作用的。

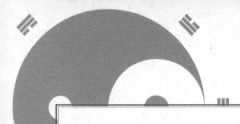

佛手定痛汤加减
治疗高血压性头痛

患者王某，男，36岁，农民，2016年1月25日初诊。

主诉：头痛4d，头痛以右侧颞部及前额部为主，疼痛呈持续性，伴头晕，后颈部不舒，舌质暗红，苔白，脉弦。既往有高血压病史，血压最高达180/120mmHg，心脏病病史。查体：测血压180/136mmHg。查同型半胱氨酸示22μmol/L，甘油三酯8.2mmol/L，肝功、肾功正常。TCD提示左侧大脑前动脉血流速度减慢。心电图诊断提示：窦性心律，电轴正常，左室肥厚伴劳损。颈部血管彩超未见明显异常。颈椎正侧位片提示颈椎退行性改变。肾血管彩超示：双肾及双侧肾动脉、肾静脉未见明显异常。肾上腺彩超提示双侧肾上腺未见明显占位性病变。中医诊断：头痛，风邪袭络，西医诊断：①高血压3级，极高危，②高同型半胱氨酸血症，③高甘油三酯血症。治疗：①降压：依那普利5mg，口服，2次/d，苯磺酸氨氯地平片5mg，口服，1次/d，氢氯噻嗪片12.5mg，口服，2次/d；②降同型半胱氨酸：叶酸片5mg，口服，1次/d，甲钴胺胶囊0.5mg，口服，3次/d；③降甘油三酯：非诺贝特胶囊1片，口服，1次/晚饭后半小时；④中药予佛手定痛汤加减，处方：当归20g，川芎20g，防风10g，细辛3g，薄荷10g（后下），羌活10g，石决明15g（先煎），柴胡15g，黄芩10g，蔓荆子15g，僵蚕15g，甘草5g，夏枯草30g，白芍15g，葛根15g。上方水煎服，日1剂。

二诊（2016年2月1日）：服上方7剂后，诸症较前明显好转，测血压 136/86mmHg，原方继服 7 剂后症状基本消失。

　　按语：高血压作为一种常见的心脑血管疾病，李妍怡主任医师强调规范的现代医学治疗对此至关重要。而中药虽然单纯应用控制血压之力并不太强，但是其优势在于对于疾病症状以及伴随症状的缓解，同时可以辅助控制血压因此成了不可或缺的重要辅助手段。本例患者以头痛为主诉，急则治其标。中医认为急性头痛大多和风邪有关，李师习用佛手散合川芎茶调饮加减应用，组佛手定痛汤。方中佛手散活血能祛风，川芎更为头痛之要药，无论寒热温凉均可酌情加入。配合当归活血止痛更佳；川芎茶调饮为中医习用方剂，祛风止痛，药简而力专；因为上述药物合用，针对症状以及病机，恰到好处。然而李师更用柴胡、黄芩以和少阳，突出和法之应用；僵蚕祛风能解痉，通络能止痛。虫类药物更能搜络除风；白芍、葛根针对颈部不适取桂枝加葛根汤之意；现代药理研究显示夏枯草有一定的降压作用，因此在此处作为辅助用药亦为切合。中西医合参，对症用药乃此案获效之关键所在。而用药之后血压控制理想，亦说明中医药可能对高血压的辅助治疗作用。

医案部分

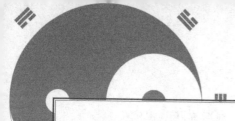

佛手养心汤
治疗肝郁阴虚型失眠症

患者闫某，男，35 岁。2016 年 1 月 11 日初诊。

主诉：失眠、多梦 2 年，加重半年，伴头痛。患者多方求治，其症不减，反日见加重。诊时见情绪烦躁，自述心烦失眠，睡时多梦易醒，头痛，纳食尚可，舌质淡紫，苔薄，脉弦细。经检查，颅脑 CT 正常，脑电图轻度异常，TCD 无异常，抑郁焦虑量表：中度焦虑、中度抑郁。西医诊断失眠，中医辨证神志不安，肝郁阴虚。治宜养心安神，滋阴解郁，治疗给予：①佛手养心汤加味：当归 20g，川芎 10g，太子参 15g，丹参 10g，玄参 15g，麦门冬 10g，生地黄 10g，天门冬 10g，远志 15g，柏子仁 10g，葛根 15g，夜交藤 30g，珍珠母 30g(先煎)，栀子 10g，淡豆豉 10g，炙甘草 15g，浮小麦 30g，大枣 6 枚，共 7 剂，日 1 剂，早晚分服；②氟哌噻吨美利曲辛片，早 1 片，每日 1 次。

二诊：药后睡眠改善，不易醒，仍多梦，头痛减轻，心不烦，情绪较前平稳，舌质淡红，苔薄白，脉弦。原方加酸枣仁 10g、五味子 10g，改栀子、淡豆豉为 15g，继进 7 剂。

三诊：来诊时面露笑容，情绪较前明显好转。自述现睡眠可达 6~7 个小时，偶有做梦，心情愉悦，守上方再进 14 剂，症状尽释，病未复发。嘱注意作息规律，适当锻炼，均衡饮食。

按语：患者忧愁思虑太过，暗耗阴血，使心肾两亏，阴虚血少，虚火内扰。阴虚血少，心失所养，故心烦失眠。烦躁不安，肝气不舒，郁而化火。且此类患者病程较长，久病多瘀，宜活血化瘀。李师以天王补心丹为基础，方中重用生地黄，入心养血，入肾滋阴。天冬、麦冬滋阴清热，酸枣仁、柏子仁养心安神，当归补血润燥，共助生地滋阴补血，并养心安神，俱为臣药。玄参滋阴降火；茯苓、远志养心安神；五味子之酸以敛心气，安心神；丹参清心活血，桔梗载药上行。并重用甘肃道地药材岷当归和川芎，活血化瘀，根据本病症候特点，加用甘麦大枣汤及栀子豉汤，养心安神，清热除烦。本方配伍，共奏活血化瘀，滋阴补血，养心安神，清热除烦之效。

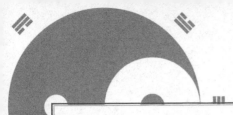

佛手养心汤治疗阴虚火热型失眠

患者颉某，女，27岁。2015年12月29日初诊。

主诉：患者失眠3年，加重2月。患者自述失眠日久，近2月愈甚，入睡困难，睡时多梦，每晚睡眠仅3h，平日心情烦躁，手足心热，胸中憋闷，易于上火。纳食尚可，舌红苔白，脉细数。经检查，脑电图正常，TCD无异常，抑郁焦虑量表：轻度抑郁。西医诊断失眠，中医辨证神志不安，阴虚火热。治宜养心安神，清热除烦。治疗给予佛手养心汤加味：当归20g，川芎20g，太子参15g，丹参10g，玄参15g，麦门冬10g，生地黄10g，天门冬10g，远志15g，柏子仁10g，银柴胡15g，地骨皮15g，夜交藤30g，栀子10g，淡豆豉10g，炙甘草15g，浮小麦30g，大枣6枚，共7剂，日1剂，早晚分服。

二诊：药后睡眠时间增长，梦少，心烦减轻，性格较前开朗，手足心仍发热，舌质淡红，苔薄白，脉细数。上方加合欢花10g、生龙牡各15g。继进7剂。

三诊：自述现睡眠可，精力充沛，心情愉悦，手足心发热症状消失。守上方再进14剂，症状尽释，病未复发。嘱注意作息规律，适当锻炼，均衡饮食。

按语：患者思虑太过，耗伤阴血，以致阴虚火旺，阴血不足。阳不入阴，阴阳失交，则虚火内扰，心失所养，故心烦失眠。阴虚发热，则手足心热，且患者发病日久，久病多瘀。李师重用甘肃道地药材岷当归和川芎（佛手散），活血化瘀，以天王补心丹为基础，方中重用生地黄，入心养血，入肾滋阴。天冬、麦冬滋阴清热，酸枣仁、柏子仁养心安神，当归补血润燥，共助生地滋阴补血，并养心安神，俱为臣药。玄参滋阴降火；茯苓、远志养心安神；丹参清心活血，桔梗载药上行，合欢花解郁安神，滋阴补阳，龙骨牡蛎重镇安神，益阴除热。并根据本病症候特点，加用银柴胡、地骨皮清虚热，退热而不苦泄。甘麦大枣汤及栀子豉汤，养心安神，清热除烦。本方配伍，共奏养心安神，清热除烦，活血化瘀之效。

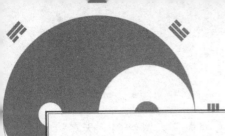

补阳还五汤加减治疗中风病

患者冯某，男，69岁，退休。2004年6月21日初诊。

主诉：右侧肢体活动不利2年。患者平素偶有头晕头痛不适，在晨起锻炼时，突然昏仆，右侧肢体不能活动，口眼歪斜，语言謇涩，送我院求治。查头颅CT示"左侧基底节区脑出血"。遂西医诊断为"脑出血"，"高血压病III期"。经西药治疗2周后，仍未见明显好转。目下症见：患者神志清楚，精神不振，右侧肢体活动不利，口眼歪斜，语言不利，饮水时有呛咳，口角流涎，大便秘结，舌质暗淡，苔白腻，脉弦细，血压190/110mmHg，诊断为中风病、中经络气虚血瘀兼挟痰浊。治宜益气活血，祛痰醒神。即予补阳还五汤加石菖蒲、胆南星、竹茹以祛痰利窍，麻子仁以润肠通便。处方：黄芪20g，当归15g，川芎10g，桃仁6g，红花6g，地龙10g，石菖蒲15g，麻子仁15g，胆南星10g，竹茹10g。上方7剂，每日1剂，水煎，分两次温服。

7d后二诊：患者精神较前好转，痰涎减少，大便复通，右侧肢体仍活动不利，偶有抽搐，脉弦细，舌暗苔白。原方加天麻10g以平肝熄风，全蝎10g以祛风通络，怀牛膝10g以壮筋骨、强腰膝。调整为：生黄芪30g，当归15g，川芎10g，桃仁6g，红花6g，全蝎10g（研末冲服），天麻10g，钩藤15g，怀牛膝10g，地龙10g，石菖蒲10g。上方7剂，每日1剂水煎，分两次温服。7剂毕，患者精神较前明显好转，患侧肢体活动较前好转，口眼歪斜减轻，语言尚謇，步履仍欠灵活，原方加丹参增强活血祛瘀之力，生地、桑寄生、鸡血藤，滋补肝肾，调整为：黄芪 30g，当归 20g，川芎 10g，怀牛膝 15g，桃仁 6g，红花 6g，地龙 10g，鸡血藤 15g，丹参 15g，生地 15g，桑寄生 15g。上方 14 剂，每日 1 剂水煎，分两次温服。治疗 1 个月，右侧肢体活动明显好转，行动无大碍，语言较发病时清楚流利，无明显口眼歪斜，临床症状好转出院，嘱积极控制血压，加强康复训练，随访 1 年未复发。

按语：中风属危急重症，究其发病原因多因机体积损正衰，脏腑失调，阴阳偏盛，气血逆乱。上述病例患者原有高血压病史，正气内虚，加之劳累饮酒，而发生中风。在脑出血急性期应使用清热凉血止血法，佐以活血行血，即："以行为止"，可配用当归、丹参、川芎嗪等注射液，待病情稳定后再针对瘀血这一主要环节进行调治。笔者在临症中体会到在脑出血的稳定阶段以至于后遗症阶段以及脑梗死的全过程中都存在有血瘀这一共同的病理机制，又因"气为血之帅，气行则血行"。故益气可以提高活血药的作用，且可防止活血药的不良反应，使之不损正气。补阳还五汤正是以气虚血瘀立法，恰合本病病机，故得到了广泛的临床应用。

补阳还五汤全方由七味药组成，黄芪用量独重，是方中的主药，其他活血化瘀药量都比较轻，所以全方以益气为主，活血为辅，使正得复而邪自去。中风病早期患者，临床常在气虚血瘀的基础上伴有肝阳上亢，阴虚风动，痰浊内阻，上扰清窍等本虚标实证，可以补阳还五汤为主方。伴肝阳上亢者，减黄芪量，以防止其温热之性助阳气上升，加牛膝、钩藤、石决明以镇肝降逆；如痰火壅盛，加胆南星、竹沥、石菖蒲、大黄、枳实之类以化痰通腑，调畅气机。补阳还五汤尤适宜于中风后遗症期，但应用本方必须有气虚血瘀的见症。同时可随证加减，如葛根、丹参、牛

膝、桑枝、炮穿山甲、鸡血藤，诸药皆可配用。在后遗症期，一些病人恢复较慢，此时需守方缓图，同时亦可配合按摩、针灸等疗法，积极进行功能锻炼，以期早日康复。

佛手瓜蒌薤白汤治疗冠心病

患者刘某，男，65 岁。2014 年 1 月 2 日。

主诉：胸前区刺痛间断发作 2 年。患者 2 年前自觉胸闷、气短，胸前区偶有微痛。胸痛时有加重，连及左侧肩背，痛有定处，如针刺般，伴有气短胸闷及压迫感，舌质紫暗，脉弦涩。查心电图示：V1~V3 T 波轻度倒置，V3~V6 ST 段轻度下移。中医诊断：胸痹，证属气滞血瘀。西医诊断：冠状动脉粥样硬化性心脏病（不稳定性心绞痛）；治以活血化瘀，行气止痛。拟方佛手瓜蒌薤白汤。处方：当归 15g，川芎 10g，瓜蒌 10g，薤白 10g，丹参 10g，桂枝 10g，赤芍 10g，郁金 10g，枳实 10g，延胡索 10g，五灵脂 10g（包煎），甘草 5g，红花 6g。7 剂，每日 1 剂，水煎服分 2 次温服。

7d 后二诊：胸闷明显减轻，舌质略暗，脉略细。患者自感乏力，脉涩为阳气不足，故加黄芪 20g 以扶正气，配伍桂枝增强益气活血、温通心脉之效。

7d 后三诊：服上方 7 剂后胸闷气短明显减轻，胸痛未做，舌质略黯，脉较前有力。

按语：胸痹病名首见于《黄帝内经·灵枢》，是指胸部闷痛，甚则胸痛彻背，短气，喘息不得平卧为主症的一种疾病。轻者仅感胸闷如窒，呼吸欠畅，重者则见胸闷心痛，痛势剧烈，胸痛彻背，背痛彻心，持续不解伴汗出、肢冷、面白、唇紫、手足青至节，甚至旦发夕死夕发旦死。血瘀是胸痹心痛临床上最为常见的

医案部分

证候但有轻有重，有缓有急。临床用活血行气之剂治疗血瘀型胸痹，一般取效较快。本方以丹参为君药，化瘀血，生新血，祛瘀不伤正，《本草汇言》云："丹参，善治血分，去滞生新，为调经顺脉之药也。"红花能通利经脉，破瘀行血，瓜蒌薤白宽胸散结，当归活血化瘀、养血活血，川芎行气活血止痛，能上行头目，下行血海，二者配伍为古方佛手散。延胡索、郁金行气活血止痛，当归养血和血，使活血而不伤血。血随气行，气行则血行，故方中又佐枳壳行气以助活血之力。枳壳且能理气宽胸，行胸膈滞气。以甘草为使，调和药性，并能益气和中、同护正气，使活血行气而不伤正。

佛手散加天麻钩藤饮加味治疗肝阳上亢型眩晕

陈某，女，51 岁。2016 年 1 月 11 日初诊。

主诉：患者眩晕 1 年，加重 1 月。患者自述头晕目眩，不伴耳鸣，全天均可感觉眩晕，常感觉颈部不适，平日急躁易怒，口苦，大便干燥。左侧肢体麻木。舌黯红，苔黄，脉弦。有高血压病史。经检查，颅脑 CT 正常，TCD 示：右侧大脑动脉血流速度减慢，颈动脉彩超示：双侧颈动脉粥样斑块形成，同型半胱氨酸：21 μ mol/L。西医诊断：①高血压 3 级，极高危，②椎基底动脉综合征，③颈动脉粥样斑块形成，④高同型半管氨酸血症。中医辨证肝阳上亢、肝风上扰兼瘀。治宜平肝潜阳，熄风化瘀。治疗给予佛手定眩汤合天麻钩藤饮加味，处方如下：当归 20g，川芎 10g，天麻 10g，杜仲 10g，山栀 15g，桑寄生 10g，黄芩 10g，益母草 15g，夜交藤 30g，茯神 15g，石决明 10g，钩藤 15g，川牛膝 15g，伸筋草 10g，甘草 5g。上方水煎，每日 1 剂，分早晚两次温服，共 7 剂。

同时予口服叶酸片，1 片 / 次，每日 1 次；甲钴胺胶囊，1 粒 / 次，每日 3 次；阿司匹林肠溶片 100mg/ 次，每日 1 次（睡前口服）；瑞舒伐他汀钙片 10mg/ 次，每日 1 次（晚饭后服用）；依那普利 5mg/ 次，每日 2 次。

7d 后复诊：药后眩晕有所改善，发作时间减少。烦躁易怒好转，肢体麻木较前改善，大便正常。舌黯红，苔白，脉弦。改当归 30g、伸筋草 20g，继进 7 剂。嘱注意作息规律，适当锻炼，低盐低脂饮食。

　　7d后三诊：患者偶有眩晕，平日精神愉悦，肢体麻木明显减轻，二便调。血压控制理想。上方继进14剂，症状消失。

　　按语：患者情志急躁易怒，气郁化火伤阴，或素体阴虚，阴不制阳，肝阳上亢，气血上冲，阳升风动则见眩晕、头痛，口苦、大便干燥；肝失柔顺，故急躁易怒。天麻钩藤饮中，天麻、钩藤共为君药，平肝熄风；石决明咸寒质重，平肝潜阳，除热明目，与君药合用，强化平肝熄风之力；川牛膝引血下行，活血利水，共为臣药；杜仲、桑寄生补益肝肾；栀子、黄芩清肝降火，折其亢阳；益母草、川牛膝活血利水，平降肝阳；夜交藤、茯神宁心安神，均为佐药；又因患者肢体麻木，加伸筋草舒经活血，李师认为患者久病必有瘀，故重用甘肃道地药材岷当归、川芎（佛手散）活血化瘀。诸药合用，平肝潜阳，熄风降火，补益肝肾，以达治疗眩晕之效。

佛手养心汤加减治疗心律失常

患者张某，男，60岁。2016年1月2日首诊。

主诉：心慌心悸反复发作3年。患者自诉3年前无明显诱因出现心悸心慌，伴气短胸闷、头晕乏力、失眠多梦、五心烦热、口干。舌暗红，少苔，脉细涩。心电图示：频发房性早搏。中医诊断：心悸，证属阴血不足，西医诊断：心律失常、频发房性期前收缩。治宜益气滋阴，养血定悸。拟方佛手养心汤加减。处方如下：当归15g，川芎10g，酸枣仁20，天冬10g，麦冬10g，生地10g，丹参10，太子参10g，玄参10g，远志10g，桔梗10g，夜交藤15g，甘草5g。7剂，每日1剂，分2次温服。

7d后复诊：服上药后心悸心慌症状较前减轻，夜寐仍差，增加夜交藤为30g，加珍珠母30g、栀子10g，7剂，每日1剂，分2次温服。

7d后三诊：患者胸闷气短、心悸心慌症状明显减轻，夜寐较前明显好转，食纳佳，精神愉悦，复查心电图为：偶发房性早搏。

按语：心悸，是指病人自觉心中悸动、惊惕不安、甚则不能自主的一种病证。多因体虚劳倦，情志内伤，外邪侵袭等，导致心神失宁而发病。其病位在心。包括各种原因引起的心律失常，如心动过速、心动过缓、过早搏动、心房颤动或扑动、房室传导阻滞、病态窦房结综合征、预激综合征以及心功能不全，一部分神经官能症等。

心悸的病名，首见于《金匮要略》和《伤寒论》，称之为

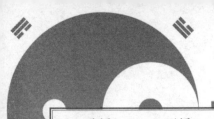

"心动悸"、"心下悸"、"心中悸"及"惊悸"等，并认为其主要病因有惊扰、水饮，虚劳及汗后受邪等，并提出了基本治则及炙甘草汤等治疗心悸的常用方剂。清代《医林改错》重视瘀血内阻导致心悸怔忡，记载了用血府逐瘀汤每多获效。心悸的发生多因体质虚弱，饮食劳倦，七情所伤，感受外邪及药石不当等以致气血阴阳亏损，心神失养，心主不安，或痰、饮、火、瘀阻滞心脉，扰乱心神。

佛手养心汤是在佛手散基础上加用天王补心丹而成，天王补心丹,中医方剂名，为安神剂，具有滋阴清热，养血安神之功效。主治阴虚血少，神志不安证。心悸怔忡，虚烦失眠，神疲健忘，或梦遗，手足心热，口舌生疮，大便干结，舌红少苔，脉细数。阴虚血少，心失所养，故心悸失眠、神疲健忘；阴虚生内热，虚火内扰，则手足心热、虚烦、遗精、口舌生疮；舌红少苔，脉细数是阴虚内热之证。治当滋阴清热，养血安神。方中重用甘寒之生地黄，入心能养血，入肾能滋阴，故能滋阴养血，壮水以制虚火，为君药。天冬、麦冬滋阴清热，酸枣仁、柏子仁养心安神，当归补血润燥，共助生地滋阴补血，并养心安神，俱为臣药。玄参滋阴降火；茯苓、远志养心安神；人参补气以生血，并能安神益智；五味子之酸以敛心气，安心神；丹参清心活血，合补血药使补而不滞，则心血易生；朱砂镇心安神，以治其标，以上共为佐药。桔梗为舟楫，载药上行以使药力缓留于上部心经，为使药。《古今名医方论》卷4："心者主火，丽所以主者，神也。神衰则火为患，故补心者，必清其火而神始安。补心丹用生地黄为君者，取其下足少阴以滋水主，水盛可以伏火，此非补心之阳，补心之神耳！凡果核之有仁，犹心之有神也。清气无如柏子仁，补血无如酸枣仁，其神存耳！参、苓之甘以补心气，五味之酸以收心气，二冬之寒以清气分之火，心气和而神自归矣；当归之甘以生心血，玄参之咸以补心血，丹参之寒以清血中之火，心

162

血足而神自藏矣。更假桔梗为舟楫，远志为向导，和诸药入心而安神明。以此养生则寿，何有健忘、怔忡、津液干涸、舌上生疮、大便不利之虞哉？"本方配伍，滋阴补血以治本，养心安神以治标，标本兼治，心肾两顾，但以补心治本为主，共奏滋阴养血、补心安神之功。

心悸的预后转归主要取决于本虚标实的程度，邪实轻重、脏损多少、治疗当否及脉象变化情况。如患者气血阴阳虚损程度较轻，未见瘀血、痰饮之标证，病损脏腑单一，呈偶发、短暂、阵发者，治疗及时得当，脉象变化不显著者，病证多能痊愈。反之，脉象过数、过迟、频繁结代或乍疏乍数者，反复发作或长时间持续发作者，治疗颇为棘手，预后较差。甚至出现喘促、水肿、胸痹心痛、厥证、脱证等变证、坏病，若不及时抢救治疗，预后极差，甚至猝死。

半夏白术天麻汤加减
治疗美尼尔氏综合征

患者陈某，女，46 岁。2015 年 2 月 23 日初诊。

主诉：间断性头晕、耳鸣、呕吐 3 年余，加重 1 月。患者 3 年前无明显诱因出现头晕、耳鸣、呕吐，起初每月发作 1~3 次，发作时间较短，程度较轻，经休息后可自行缓解。近 1 月来头晕频繁发作，每次发作时间明显延长，甚则整天卧床不起，被诊断为美尼尔氏综合征，先后使用相关西药及中药治疗数月余，疗效不佳，遂来就诊。患者就诊时正值其疾病发作阶段，症见面色苍白，精神差，眩晕耳鸣，听力减退，伴恶心呕吐，难以睁眼，舌质黯淡，苔白腻，脉弦细。中医诊断：眩晕，证属痰浊中阻，清阳不升。西医诊断：美尼尔氏综合征。治宜化痰祛湿，运脾和胃。半夏白术天麻汤加减，处方如下：半夏 10g，白术 10g，竹茹 15g，陈皮 10g，茯苓 20g，苍术 15g，钩藤 15g，天麻 10g，当归 15g，川芎 10g，甘草 5g。7 剂，水煎服，每日 1 剂，分两次服用。

7d 后二诊：服药后，眩晕耳鸣明显减轻，恶心呕吐停止，精神较前明显好转，后仍照原方加减煎服 14 剂，诸症逐渐消退好转，患者精神转佳，无明显不适。

按语：美尼尔氏综合征是一种特发性耳病，主要的病理改变为膜迷路积水，临床表现为反复发作的旋转性眩晕、波动性听力下降、耳鸣和耳闷胀感。病因其实并不是很明确，而且此病不能通过病理检查明确，多是通过症状来诊断，一般多采用脱水利尿、扩血管、抗感染等对症治疗的方法。

本病属祖国医学"眩晕"范畴。关于眩晕，清陈修园荟萃诸家，提要钩玄，指出：风、火、痰为眩晕之"病象"，即病之标；肝脾肾亏虚为其"病根"，即病之本。李主任据此和多年的临床经验，主张眩晕发作期应治标实为主，兼以补虚，熔熄风化痰补虚之法于一炉，方能迅速息止，息止之后，再缓治其本。他强调指出，眩晕发作时所治之本是脾而不是肾。因发作时痰饮上逆之标象显著，而直接补肾之药，不但缓不济急，且多有滋腻之弊；必待其息止之后，再议补肾。而他所谓治本补脾，乃运脾和胃。因脾乃生痰之源，运脾则化痰饮，和胃则止呕吐；脾健方能御肝之乘，则风木不得横恣，如是，则风、火、痰上扰之标象很快缓解。

《医略六书》论半夏白术天麻汤：脾气大亏，痰食滞逆，不能统运于中，故厥逆头痛眩晕不已焉。苍术燥痰湿以强脾；白术健脾元以燥湿；人参扶元补气，黄芪补气固中，天麻祛风湿以豁痰；泽泻泻浊阴以祛湿；神曲消食积开胃，麦芽化湿和中；茯苓渗脾湿；半夏燥湿痰；橘红利气和胃；生姜快膈散痰；黄柏清湿热，干姜温中气也，使气健脾强，则自能为胃行其津液，而痰厥自平，良远温服，俾痰化气行，则胃气融和而清阳上奉，头痛眩晕无不保矣。此温凉并济，补泻兼施之剂，为气虚痰厥头痛眩晕之专方。

此患者久病，久病入络，故在半夏白术天麻汤基础上加用佛手散（当归及川芎），共奏化痰祛湿，运脾和胃，活血通络之效，临床疗效颇丰。

医案部分

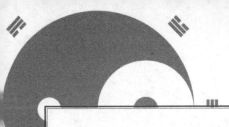

四妙散加减治疗痛风

患者姜某，男，72 岁。初诊：2011 年 6 月 11 日。

主诉：双足趾间歇性红肿热痛 16 年。患者 16 年前因无明显诱因出现双足拇趾间歇性红肿热痛，经检查血沉为 15mm/h，血尿酸为 780mm/h，西医诊断：痛风。每因冬春季节交替、饮酒等因素使病情诱发或加重，患者服用西药效果不佳，症状困苦。双足蹈趾关节 X 光片无异常提示。为求中医治疗；遂来我院门诊。目下症见：双足趾关节肿痛难忍，彻夜难寐，白天行走不利，得冷稍舒，神疲欲卧，舌黯淡，苔黄白腻，脉沉细缓。中医诊断：痹病，湿热下注，正气不足。投以四妙散加减以清热除湿，通络除痛，处方如下：苍术 10g，黄柏 10g，生黄芪 30g，薏苡仁 30g，当归 15g，白芍 10g，忍冬藤 30g，伸筋草 10g，蜈蚣 1 条，防风 9g，川芎 10g，甘草 5g。上方水煎 7 剂后，肿痛已逐渐减轻。

7d 后二诊，复加川牛膝 10g、鸡血藤 15g，继服 7 剂，症状已明显减轻，为巩固疗效，上方继服 14 剂，患者疼痛明显缓解，精神转佳，随访 6 月未见明显复发。

按语：关节的红、肿、热、痛属于中医痹病范畴，因患者年迈，每逢气候改变或饮食不节导致湿热停滞，瘀阻经脉，久病入络，久病必虚，痰瘀热邪壅滞下肢，而使本病缠绵不愈且有加重趋势，丹溪曰："寒凉外搏，血热得寒，污浊凝涩，所以作痛，夜则痛甚，行于阴也"。故予以四妙散清热除湿，黄芪、当归扶正，配以忍冬藤清热通络除痹；蜈蚣通络止痛；防风祛风止痛；白芍甘草汤酸甘化阴，缓急止痛，全方疗效甚佳。

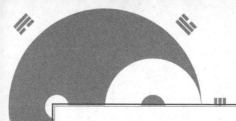

带状疱疹后遗神经痛

患者章某，男，70岁。2009年6月21日初诊。

主诉：右侧腰肋部剧烈疼痛3d。患者述3d前右侧腰肋部烧灼样疼痛，继之出现不规则红斑，在红斑基础上逐渐出现丘疱疹，被当地医院诊断为带状疱疹，口服维生素 B_1 及维生素 B_{12}，局部外敷阿昔洛韦软膏等治疗，皮疹基本消退，局部皮肤色红，现右侧腰肋部疼痛难忍，痛如针刺，伴有烧灼感，尤以夜间为甚，心烦胸闷，精神差，舌质黯红，苔薄白，脉细弦。中医诊断：缠腰火丹，证属瘀血阻络，毒邪内蕴。西医诊断：带状疱疹后遗神经痛。治宜活血化瘀，通络止痛，清解余毒。处方如下：当归10g，川芎10g，黄芪20g，红花10g，桃仁10g（研），板蓝根10g，连翘10g，延胡索10g，蝉蜕10g，全蝎10g，防风10g，甘草5g。上方7剂，水煎服，每日1剂，分2次温服。

7剂后疼痛明显减轻，心烦消除，睡眠改善，精神好转。继服14剂后临床症状基本消失，为巩固疗效，嘱其又服7剂，1月后随访，症状消失未在复发。

按语：现代医学认为带状疱疹后遗神经痛是由水疱－带状疱疹等神经性病毒引起，可长期潜伏于脊髓后根神经节内或三叉神经节内，特别是当宿主的细胞免疫功能低下时，可引起病毒的再次活动、生长、繁殖，使受侵犯的神经发生炎症或坏死，出现神经痛。其临床表现主要为成簇水疱，沿身体一侧的皮肤周围神经做带状分布，对周围末梢神经多有损害，因而多数患者伴有神经痛，程度轻重不一，尤以中老年人为著。

　　祖国医学称本病为"缠腰火丹"、"蜘患疮"、"火带疮"，病因为肝气郁结，久而化火妄动，脾经湿热内蕴、外溢皮肤而生。年老体弱者，常因气血亏损，气滞血瘀，血虚肝旺、湿热毒盛所致。活血化瘀疗法可促进余毒清解而达到"通则不痛"的效果。当归、川芎配伍红花活血化瘀，板蓝根、连翘清热解毒祛除余邪，黄芪扶正固本，防风配伍全蝎祛除内外风邪，全方共奏清热解毒，益气通络之功。

医案部分

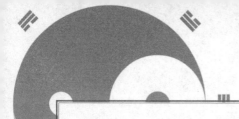

补益肝肾、祛瘀通络治疗脑外伤后综合征

患者吴某，男，52岁。初诊：2015年2月24日。

主诉：脑外伤后头昏，记忆力下降，耳鸣耳聋，嗅觉味觉减退8月余。患者于8个月前被车碰伤，意识不清，急行CT检查示：蛛网膜下腔出血。右侧颞骨骨折，脑挫伤，予以对症治疗后1周，患者意识清醒，回家休养，仍有头晕、头痛，以右侧颞部为重，腰部疼痛。记忆力下降明显，双耳耳鸣，听力下降，味觉嗅觉减退，视物模糊。为求进一步诊治，来我科就诊，神经系统检查：前2/3味觉减退，听力下降，余无异常。西医诊断：脑外伤后综合征，中医辨证：肝肾不足，瘀血阻络。予以口服补脑膏治疗，10g/次，每日2次。一月后复诊。

二诊：药后患者头痛头晕症状偶有出现，记忆力减退，耳鸣症状仍在，视物模糊有所好转，予补脑膏继续治疗1疗程，10g/次，每日2次。

三诊：患者述头痛症状偶有出现，记忆力有所好转，但耳鸣仍时常发生。继服补脑膏1疗程。

四诊：患者各症状均好转，耳鸣症状较前明显减轻。

按语：脑外伤后遗症期属中医伤科中内伤范畴。患者因外力作用损伤脑部，致出血，血溢脉外，离经之血则为瘀血，瘀血阻络则头晕头痛。瘀血不去，新血不生，病久伤及气血，气血亏损，不能上荣脑窍，则记忆力下降，耳鸣，气血不养心脾，脾虚不运水谷，肾精不得后天水谷精微充养而告乏，可出现肾精亏损证，腰部疼痛。又因脾虚不运水湿，也可出现痰湿内阻。脑外伤时突然受惊吓，惊则气乱，导致气血逆乱，血不能正常归于肝，肝失所涵，则视物模糊。其病理性质为本虚标实,肾精亏虚、髓海不足为本,瘀血痰浊阻闭清窍为标。治疗当以补益肝肾，祛瘀通络为主。补脑膏为甘肃省中医院自制药剂，组方原则即是以此为依据。方中当归、川芎、水蛭、黄芪、赤芍益气补血,活血化瘀;黄精、补骨脂补肾填髓;石菖蒲涤痰开窍,从而起到治疗脑外伤后遗症期肝肾亏虚，瘀血阻络所致的一系列症状。

佛手养心汤治疗
中风后抑郁

患者刘某某，男，55岁，于2014年11月8日初诊。

主诉：言语不利伴双下肢无力2月，情绪低落1周。患者2月前无明显诱因出现言语不利，双侧下肢活动无力，在某医院住院治疗，诊断为"脑梗死"，给予抗血小板聚集、扩血管、营养神经等对症治疗后患者症状减轻出院。仍言语不利，走路仍需家人搀扶，1周前出现脾气暴躁，易发火，性格孤僻，不善言语，独处一屋，面部表情单一，精神欠佳，饮食睡眠差，大便偏干，小便正常，舌体胖大，舌质暗红偏干，苔薄白，脉弦细。血压150/80mmHg，查体：右侧病理征阳性，肌力：双上肢5级，左下肢4(+)，右下肢4(-)。头颅MRI示：左侧放射冠区多发性腔梗。焦虑自评量表SAS提示轻度焦虑(56.25分)，抑郁症自测量提示中度抑郁(62.5分)。中医诊断:中风后郁证，证属阴虚血瘀；西医诊断:脑梗死，抑郁、焦虑状态。治以滋阴清热，养血安神除烦。处方如下：当归30g，川芎20g，玄参15g，丹参10g，太子参15g，麦冬15g，五味子15g，远志15g，夜交藤30g，生地黄20g，火麻仁20g，炙甘草15g，浮小麦30g，桔梗10g，栀子10g，淡豆豉10g。上方15剂，水煎服，每天1剂，分两次温服。另嘱家人帮助并鼓励其进行肢体功能康复锻炼。

2014年11月22日复诊:患者肢体症状同前，精神状态明显好转，面部表情较前丰富，言语增多，饮食睡眠有所改善，大便调，舌体较前略小，舌质红润，苔略厚白，脉弦细，将原方当归减至 20g，易火麻仁为柏子仁 10g，加白术 15g，继续服用 15 剂。

2014 年 12 月 5 日复诊，家属告知患者情况明显好转，可以拄拐自行，情绪稳定，面有笑容，每日自行坚持肢体锻炼，复查抑郁焦虑量表均正常，嘱其继续服药，以巩固疗效。

按语：患者年过半百，阴气自虚，水不涵木，肝阳独亢，以致气血逆乱，直冲犯脑，发为中风，病久情志失调，肝郁气滞，抑郁乃发，郁久化热，热灼阴液，肠道燥热而便秘，热扰心神而眠差。李师用当归、生地黄、麦冬、玄参等滋阴润燥之剂，一则滋补肝肾之阴以治中风之本，二则增液润肠通便而治其标；用当归、川芎、丹参养血活血，遵"治风先治血，血行风自灭"之旨，以活血熄风；太子参、麦冬、远志、夜交藤、五味子、浮小麦、淡豆豉、栀子、柏子仁等养心安神，清热除烦，桔梗引诸药上行。本方标本兼治，重在治本，气血同调，着重养血。服药期间注重心理疏导和肢体功能锻炼，收到了事半功倍的疗效。

医案部分

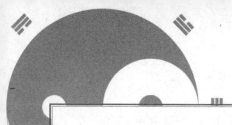

补脑膏治疗 Becker 型
进行性肌营养不良症

患者谢某，男，12 岁，2013 年 4 月 1 日初诊。

主诉：因进行性双下肢无力 3 年余，加重半年。患者家属诉 3 年前无明显诱因出现走路缓慢，臀部摇摆，当时未予重视，后症状进行性加重，走路速度更加缓慢，但可自行下蹲后站立，半年前出现下蹲及起立困难，偶有摔倒，腹部向前挺出，走路时左右摇摆加重，起床时困难，必须先转为俯卧位后再依靠双上肢缓慢坐起，患者自发病以来无恶心呕吐，无意识障碍，无抽搐，无大小便失禁等症状。家族中无神经肌肉病遗传史。期间在当地医院就诊，给予中药汤剂及对症支持治疗，症状缓解不明显，为求进一步系统诊治，今来我院就诊，门诊以"进行性肌营养不良症"收住。查体:T:36.7℃, P:119 次 /min, R:20 次 /min, BP:116/80mmHg, 自主体位，行走困难，步态如鸭行，神志意识清晰，言语清晰。Marphy's 征阴性，无麦氏点压痛，肠鸣音正常，无移动性浊音，无肾区叩痛。无脊柱畸形，双臂上举时两肩胛骨呈翼状竖起，双下肢腓肠肌僵硬、肥大。专科检查:神清，语言流利，颅神经检查未见阳性体征。双下肢腓肠肌肌容积增大，触之坚韧，四肢肌张力适中，双上肢肌力 5⁻ 级，右下肢近端肌力 3⁻ 级，左下肢近端肌力 2 级，双下肢远端肌力 5⁻ 级，四肢未见不自主运动，双下肢共济运动不能完成，全身浅感觉正常，Gower 征(+), 腱反射对称(+), 病理征(–), 脑膜刺激征(–), 四肢皮温正常，卧立位实验阴性。辅助检查:生化检查:谷丙转氨酶(ALT)153.00U/L↑、谷草转氨酶(AST)157.00U/L↑、谷酰转肽酶（GGT）9.00U/L↓、肌酸激酶同工酶310.00U/L↑、肌酐（CREA）11.0μmol/L↓、碱性磷酸酶（ALP）205.00U/L↑、磷酸肌酸激酶（CK）12250U/L↑、尿酸（UA）159.0μmol/L↓、乳酸脱氢酶（LDH）849.0U/L↑、载脂蛋白-B（Apo-B）0.47g/L↓。

血常规：单核细胞比率2.90%↓、红细胞分布宽度50.30%↑。X线示：①心肺膈及所示骨质未见明显异常；②S1椎体隐性骶椎裂形成。CT片示：躯干及四肢肌肉大量萎缩、变性、脂肪纤维组织替代改变，符合肌营养不良表现。肌肉活检示：双侧股四头肌可见肌纤维肿胀，部分萎缩、变性，大量脂肪及结缔组织增生。心脏彩超检查未见明显异常。心电图示：窦性心律不齐，电轴正常，右室肥厚。肌电图示：①四肢肌源性改变肌电图；②双下肢肌强直放电；③双侧腋神经MCV检查时潜伏期正常；双侧胫神经-运动传导速度正常。余检查未见异常。据以上症状体征及辅助检查诊断：中医诊断：痿证，证属肝肾亏虚，筋脉失养；西医诊断：进行性肌营养不良症（Becker型）。治疗予补脑膏一日2次，每次10g，以益气养血，补益肝肾，化瘀通络。同时经行按摩护理及康复锻炼。配合针灸治疗取穴：百会、大椎、阳陵泉、悬钟、三阴交、肾俞、丰隆、太溪、足三里等，日1次，留针30min，每10min行针1次，6次为1疗程。再行能量支持治疗及还原性谷胱甘肽保护肝细胞，降低肌酶。

1月后复诊，患者神清，精神可，可自行行走，蹲位可自行缓慢起立，体查：T:36.7℃，P:108次/min，R:21次/min，BP:115/75mmHg，四肢肌张力适中，双上肢肌力5⁻级，右下肢近端肌力4⁻级，左下肢近端肌力3级，双下肢远端肌力5级。

复查心肌酶谱：α羟基丁酸脱氢酶（α-HBDH）351.0U/L↑、起敏C-反应蛋白（hs-CRP）5.60mg/L↑、谷草转氨酶（AST）75.00U/L↑、磷酸肌酸激酶同工酶（CK-MB）102.00U/L↑、磷酸肌酸激酶（CK）4450.00U/L↑、乳酸脱氢酶（LDH）574.0U/L↑。继

医案部分

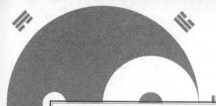

予补脑膏 10g 口服，2 次 /d，以益气养血，补益肝肾，化瘀通络。半年后随访，患者症状减轻，肢体功能改善。双上肢肌力 5 级，双下肢肌力 4 级，跟腱挛缩减轻，行走足跟着地，蹲位站立时间缩短。复查心肌酶谱：磷酸肌酸酶（CK）2412IU/L，乳酸脱氢酶（LDH）129IU/L，谷丙转氨酶（ALT）69U/L，谷草转氨酶（AST）40U/L。一年后随访，患者症状稳定，双上肢肌力 5⁻ 级，右下肢近端肌力 4⁻ 级，左下肢近端肌力 3⁺ 级，双下肢远端肌力 5 级。

按语：该病属于中医的"痿病"范畴，痿病是指肢体筋脉迟缓，软弱无力，不能随意运动，或伴有肢体萎缩的一种病症。临床以下肢痿弱较为常见。《素问·痿论》指出本病的主要病机是"肺热叶焦"，肺燥不能输精于五脏，因而五体失养，肢体痿软。《儒门事亲·风痹痿厥近世差玄说》认为痿病的病机是"由肾水不能胜心火，心火上铄肺金。肺金受火制，六叶皆焦，皮毛虚弱，急而薄者，则生痿躄"。李妍怡主任在治疗本病的过程中强调小儿发病 3 年，病情渐进，初起为实证，久延肺胃津伤，肝肾阴血耗损，必由实转虚，或虚实夹杂，治疗应以活血化瘀祛实邪、补益肝肾助正虚。再辅以针灸疏通经络、坚强筋骨，调补肝、脾、肾三脏功能。根据临床表现属疾病中期肝肾虚损，筋脉失养，故当补肝益肾，滋养筋脉，强筋壮骨。该病治疗特色为运用我院院内制剂补脑膏以补益肝肾，化瘀通络。补脑膏重用甘肃道地药材岷当归，当归可抑制细胞凋亡，因其能促进组织缺血损伤后神经生长和修复相关蛋白的表达，试验证明补脑膏具有双向调节作用，能够促进免疫球蛋白的合成，提高血清抗体水平；增加吞噬细胞活性，使炎症局限化和加快吸收。又可抑制细胞免疫，抗炎、抗变态反应，从而增进机体的抗病能力、加快机体的康复。本病治疗应注意两点：①该病目前尚无有效的根治方法，故积极的控制疾病的进展以及改善症状成为临床治疗的目的所在；②BMD 患者的早发现对病人的治疗、预后至关重要。

佛手散加味治愈
散发性脑炎后视野缺损

患者王某，男，52岁。1988年6月13日初诊。

主诉：左颞侧视野缺损4月余。患者家属述于1988年2月2日在成都出差时，因突然头痛、恶心呕吐、发热等，住某医院，脑脊液检查示：清亮，104滴/min，未查到细菌,白细胞125个/mm³，分叶60%，淋巴40%，蛋白(–),氮化物704mg%,诊断为"散发性脑炎"，给予抗病毒、抗炎、降颅压等治疗。2月后，病情缓解，但遗留有左颞下1/4象限偏盲，伴头痛、头晕、颈项不舒、全身困倦诸症，服用维脑路通、脑复康等药治疗无效，遂来我院求治。检查：神清，一般情况尚好，心、肺、腹正常，颈无抵抗，双侧瞳孔等大等圆，对光反射灵敏，眼球活动自如，眼睑闭合完全，左颞下1/4象限偏盲，无眼球压痛，双眼视力1.5。眼底检查：双视乳头边界清，左色稍淡，动脉反光略强，A：V=2：3，余神经系统检查未见异常。舌色淡、苔淡黄、脉沉细。化验:血、尿、大便、肝功能、肾功能血糖、血脂、血沉各项检查均正常。脑CT检查：治疗前后均示脑内未见异常密度改变。脑电图：治疗前后均示广泛轻度异常。视野检查(白色):治疗前示：左颞下1/4象限偏盲(10度)，治疗后1月示：左颞下1/4象限偏盲较前有所恢复(达到20度)，治疗后2月视野完全恢复正常。西医诊断：偏盲(左颞下，散发性脑炎所致)。

中医证属偏盲，为热病耗伤，气血亏虚，肝肾不足，气滞血瘀，血脉不通而致。治宜益气养血，补益肝肾，化瘀通络，方用

医案部分

佛手益气活血汤加减。处方如下：岷当归 45g，川芎 12g，黄芪 30g，赤芍 12g，水蛭 9g，仙茅 12g，仙灵脾 12g，杜仲 9g，蜈蚣 3 条，僵蚕 9g，葛根 12~20g，甘草 5g。上方水煎，每日 1 剂，分两次温服。服上方 1 月后，视野缺损较前好转。2 月后，视野完全恢复正常，诸症亦渐消除。

　　按语：散发性脑炎所致脑组织有炎症变化及脱髓鞘性改变，本例考虑为局灶性病变影响视放射所致，治疗较为困难。给予佛手散加减以益气养血，补益肝肾，化瘀通络。方中重用甘肃名贵药材岷当归，取其养血化瘀之性，辅以黄芪益气，仙茅、仙灵脾、杜仲补益肝肾，如此气血充沛，肝肾得补，瘀滞得化，诸症悉除。

佛手系列治疗
郁病之肝气郁结

患者李某，女，46岁，汉族。2016年1月6日初诊。

主诉：胸闷、气短、伴胸痛1年余。患者自述1年前无明显诱因出现胸闷、气短、伴胸痛，随即就诊于兰州市第一人民医院，急查心脏血管造影、心脏彩超、心电图及胸部CT、胃镜等，均未见明显异常，诊断为"植物神经功能紊乱"，给予对症支持治疗后症状稍好转出院，此后胸闷，气短症状间断发作，间断服用中药治疗效果不佳，遂至我院门诊。症见：神清，精神欠佳。胸闷，气短，气憋，胸痛，烦躁易怒，时伴头晕，注意力不能集中，纳食可，睡眠差，二便可，舌暗红苔白腻，脉弦细数。查体合作，P98次/min，律齐，各瓣膜听诊区未闻及杂音。R20次/min，其余查体阴性，神经系统检查生理反射存在，眼心反射阳性，皮肤划痕症阴性，卧立位血压检查正常，其他病理反射未引出。全腹彩超、心脏彩超、心电图及胸部CT等检查均未见异常。经颅多普勒彩色超声示:各颈部血管形态血流声像图未见明显异常。抑郁焦虑量表示：焦虑自评量表(SAS)60分；抑郁自评量表（SDS）57分；抑郁焦虑量表(HAD)19分；汉密尔顿焦虑量表(HAMA)20分。轻度抑郁状态，中度焦虑状态。予以佛手系列中佛手解郁汤加减以疏肝行气、活血止痛，处方如下:当归20g，川芎20g，瓜蒌10g，薤白10g，法半夏10g，桂枝10g，丹参15g，柴胡10g，香附5g，枳壳10g，陈皮10g，甘草5g。上方每日1剂，水煎分两次温服。14剂后患者明显好转，自诉胸闷，

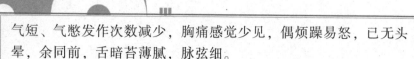

气短、气憋发作次数减少，胸痛感觉少见，偶烦躁易怒，已无头晕，余同前，舌暗苔薄腻，脉弦细。

二诊，上方基础上加珍珠母30g、夜交藤15g、炙百合15g。再14剂后躯体化症状明显改善，睡眠依旧不佳，对此李妍怡主任改用清热滋阴、养血安神法治疗，方用佛手养心安神汤加减，方药如下：当归20g，川芎15g，玄参15g，丹参10g，太子参15g，天冬10g，麦冬10g，五味子15g，远志15g，生地黄10g，柏子仁10g，珍珠母30g，夜交藤30g，蜜百合10g，炙甘草15g，浮小麦30g，栀子10g，淡豆豉10g。

14剂后患者胸闷、胸痛等不适症状未再发作，复查抑郁焦虑量表示：焦虑自评量表（SAS）51分；抑郁自评量表（SDS）43分；抑郁焦虑量表（HAD）12分；汉密尔顿焦虑量表（HAMA）9分。无抑郁状态，无焦虑状态。夜间睡眠质量明显提高。随访1月后患者来门诊复诊，自诉心情平和，无胸闷、胸痛、气促等症状发作，睡眠可。

按语：根据临床表现，参舌、脉诊，该病人为郁病之肝气郁结，李妍怡主任以"中医佛手系列"中的古方"佛手散(当归、川芎)"为基础，联合瓜蒌薤白半夏汤、柴胡疏肝散随症加减予以对症治疗。案中虽未见胁肋胀痛、痛无定处等肝郁特征，但有情绪烦躁易怒、胸痛而气促、气短等肝郁症状，故合柴胡疏肝散以疏肝行气。且患者素体肥胖，胸闷、胸痛，伴有头晕，睡眠差，注意力不能集中，舌暗红苔白腻，脉弦细数，"肥人多湿"易生痰邪，故用瓜蒌薤白半夏汤以祛痰宽胸散结，后患者肝郁、痰结症状经治疗后明显改善，但心神不宁、睡眠依然不佳，故改用佛手养心安神汤，即当归、川芎合天王补心丹加减以清热滋阴、养血安神。在此治疗过程中，李妍怡主任善以临床辨证遣方用药，从而标本兼顾，用药恰中病机，故能逐渐向愈，效如桴鼓。

李妍怡医话医案集